PHARMACY EDUCATION ELIGIBILITY TEST

ORGANIC CHEMISTRY

개념쏙쏙

568제 + 해설집

권혁 지음

- 최근 출제경향 반영
- 단원별 문항 수록
- 문제풀이를 통한 이론 완벽정리

mega MD

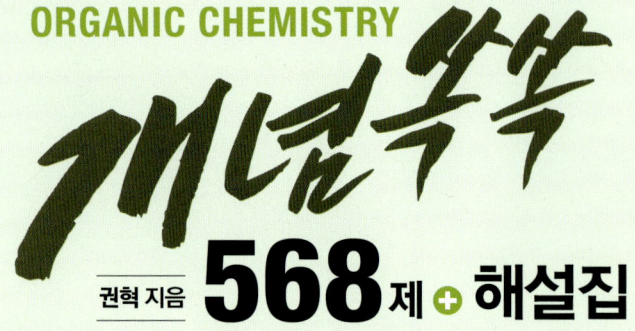

ORGANIC CHEMISTRY
권혁 지음
개념쏙쏙 568제 ＋ 해설집

발 행	초판 1쇄 2017년 6월 23일
펴 낸 곳	메가엠디(주)
저 자	권혁
편집기획	한영미 박새미

출판등록	2007년 12월 12일 제 322-2007-000308호
주 소	(06643) 서울시 서초구 효령로 321, 덕원빌딩 8층
연 락 처	전화 070-4014-5145 | 인·현강 1661-8587 | 팩스 02-537-5144
홈페이지	www.megamd.co.kr

I S B N	978-89-6634-393-5
정 가	22,000원

Copyright ⓒ 2017 메가엠디㈜
* 메가엠디㈜는 메가스터디교육㈜가 설립한 전문대학원입시교육 자회사입니다.
* 이 책은 저작권법에 따라 보호받는 저작물이므로 무단전재와 무단복제를 금지하며 책 내용의 전부 또는 일부를 이용하려면 반드시 메가엠디㈜의 서면동의를 받아야 합니다.

PHARMACY EDUCATION ELIGIBILITY TEST

ORGANIC CHEMISTRY

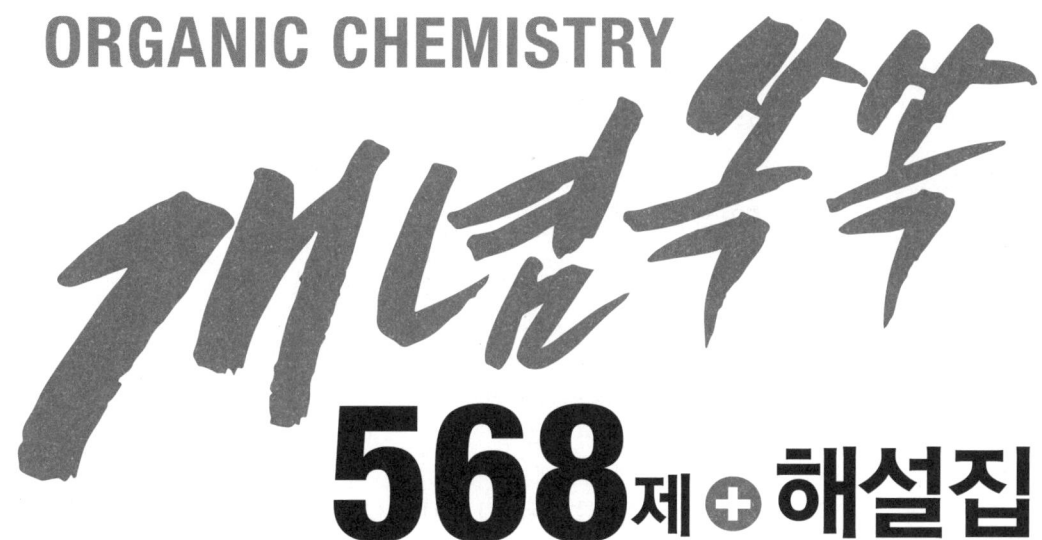

개념쏙쏙

568제 ➕ 해설집

mega MD

I · 결합과 구조

01 전자의 배치

1 ⑤

$S^{2-}: 1s^2 2s^2 2p^6 3s^2 3p^6$

2 ③

14족 원소이므로 원자가전자는 4개가 있다.

3 ②

① $Li^+: 1s^2$ (헬륨과 전자 배치가 같다)
② $Mg^+: 1s^2 2s^2 2p^6 3s^1$ (나트륨과 전자배치가 같다.)
③ $F^-: 1s^2 2s^2 2p^6$ (네온과 전자 배치가 같다.)
④ $S^{2-}: 1s^2 2s^2 2p^6 3s^2 3p^6$ (아르곤과 전자배치가 같다.)
⑤ $Ca^{2+}: 1s^2 2s^2 2p^6 3s^2 3p^6$ (아르곤과 전자배치가 같다.)

4 ③

탄소는 원자번호가 6번이므로 6개의 전자를 갖는다.

02 분자의 구조

[5~8]

F-B(F)-F	:Ö-C(Ö:)-Ö:	:Ö-N(Ö:)-Ö:	O=S=O
평면 삼각형 (trigonal planar)	평면 삼각형 (trigonal planar)	평면 삼각형 (trigonal planar)	평면 삼각형 (trigonal planar)
H-N(H)-H	H-C≡N:	O=N⁺=O	:Ö-Ö⁺-Ö:
삼각뿔 (trigonal pyramid)	선형 (linear)	선형 (linear)	굽은형 (bending)

5 ④ **6** ① **7** ② **8** ③

9 ②

질소는 3개의 공유결합과 한 개의 비공유전자쌍을 가지고 있다.

10 ④

a는 allene으로 중심탄소(2번)의 혼성은 sp이므로 선형구조이고 결합각은 180°이다.

11 ②, ③

① 탄소-탄소 간의 결합길이는 ethylene이 acctylene보다 길다.
④ ethylene은 평면삼각형이고 acetylene의 분자 구조는 선형이다.
⑤ 다른 물질과의 반응성 순서는 acetylene 〉 ethylene 〉 ethane이다.

03 궤도함수

[12~17]

⇨ ethene(ethylene) 분자에서 σ 결합은 5개, π 결합의 수 1개이다.

⇨ ethane 분자에서 σ 결합은 7개, π 결합은 없다.

⇨ acetylene 분자에서 σ 결합은 3개, π 결합은 2개이다.

⇨ benzene 분자에서 탄소-탄소 간 σ 결합은 6개, 탄소-수소 간 σ 결합은 6개, π 결합은 3개이다.

⇨ naphthalene 분자에서 탄소-탄소 간 σ 결합은 11개, 탄소-수소 간 σ 결합은 8개, π 결합은 5개이다.

⇨ carbon disulfide 분자에서 σ 결합은 2개, π 결합은 2개이다.

⇨ hydrogen cyanide 분자에서 σ 결합은 2개, π 결합은 2개이다.

⇨ methyl isocyanate 분자에서 σ 결합은 6개, π 결합은 2개이다.

12 ① **13** ② **14** ③ **15** ①

16 ② **17** ②

I • 결합과 구조

04 탄소의 혼성

18 ②
ethane은 모든 탄소와 수소간의 결합이 단일결합이므로 sp^3 혼성, 109.5°의 결합각, 정사면체의 기하구조를 갖는다.

19 ②
cycloalkane과 alkane의 탄소는 모두 단일 결합을 가지는 sp^3 혼성을 하므로 s 오비탈의 기여도는 25%이다. cycloalkene은 단일결합과 이중결합을 모두 가지는 sp^3 혼성과 sp^2 혼성을 하므로 s 오비탈의 기여도는 각각 25%와 33%이다. alkene의 이중결합 탄소는 sp^2 혼성을 하므로 s 오비탈의 기여도는 33%이다.

20 ①
아세틸렌의 탄소는 모두 삼중결합을 하므로 sp 혼성 오비탈만 존재한다.

21 ①
에틸렌의 탄소는 모두 sp^2 혼성을 하므로 sp^2-sp^2 시그마 결합을 포함한다.

[22~23]
$$\underset{sp^2\ sp\ sp^2}{\overset{H\quad\quad H}{\underset{H\quad\quad H}{C=C=C}}}$$
⇒ allene에서 1번 탄소와 2번 탄소의 이중결합이 sp^2 와 sp 혼성궤도의 중첩으로 이루어진 이중결합이다.

22 ②   **23** ⑤

24 ②
SO₂에서 S가 가지는 비공유 전자쌍까지 시그마 결합으로 간주하면 시그마 결합은 총 4개이고 파이결합이 1개이므로 sp^3 혼성이다.

25 ⑤
붕소(B)는 단일결합(σ 결합)이 4개이므로 혼성은 sp^3 이다.

26 ④
비타민 C의 구조에서는 1차 알코올과 2차 알코올과 같은 하이드록시기와 고리형 에스터 및 알켄이 존재한다. 알데하이드(formyl기, CHO)는 존재하지 않는다.

27 ②
요소에서 탄소는 σ 결합은 3개, π 결합은 1개이므로 sp^2 혼성이고 결합각은 120°이다.

28 ④
① 산소 원자 a는 sp^2 혼성을 하고 있다.
② 산소 원자 b는 sp^3 혼성을 하고 있다.
③ 탄소 원자 c는 sp^3 혼성을 하고 있다.
⑤ 질소 원자 e는 sp 혼성을 하고 있다.

29 ④

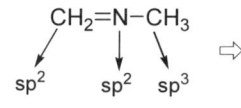

왼쪽 탄소는 σ 결합은 3개, π 결합은 1개이므로 sp^2 혼성, 왼쪽 탄소는 σ 결합이 4개이므로 sp^3 혼성, 가운데 질소는 σ 결합은 3개, π 결합은 1개이므로 sp^2 혼성을 한다.

30 ②
A의 탄소는 sp 혼성, D의 탄소는 sp^3 혼성을 한다.

31 ⑤
①, ③ 두 탄소원자 사이의 σ 결합은 sp^2-sp 혼성 원자 사이에서 형성된다.
② 탄소와 질소원자 사이의 σ 결합은 sp 혼성 탄소와 sp 혼성 질소 사이에서 형성된다.
④ 질소의 비공유전자쌍은 sp 혼성 오비탈 속에 있다.

05 극성 공유결합과 쌍극자 모멘트

32 ②
비극성 공유결합에 비해 극성 공유결합의 결합력이 보다 강하다.

33 ③
전기음성도의 차이가 클수록 결합의 극성이 강하다.

34 ②
쌍극자 모멘트는 전기음성도와 분자의 기하구조에 따라 결정할 수 있다. 전기음성도의 차이가 있다하더라도 분자의 기하구조가 대칭이면 쌍극자 모멘트가 0인 비극성 분자가 된다.

35 ④
전기음성도가 큰 염소원자가 탄소로부터 전자를 끌어당기므로 전하가 분리되고 극성을 띠게 된다.

I · 결합과 구조

06 형식전하

[36~37] A에서 탄소는 5개의 전자를 가지고 있으므로 형식전하는 4−5=−1이다.
B에서 탄소는 4개의 전자를 가지고 있으므로 형식전하는 4−4=0이다.
C에서 탄소는 3개의 전자를 가지고 있으므로 형식전하는 4−3=+1이다.
D에서 탄소는 4개의 전자를 가지고 있으므로 형식전하는 4−4=0이다.

36 ⑤   **37** ③

[38~39] A에서 질소는 5개의 전자를 가지고 있으므로 형식전하는 5−5=0이다.
B에서 탄소는 5개의 전자를 가지고 있으므로 형식전하는 4−5=−1이다.
C에서 탄소는 5개의 전자를 가지고 있으므로 형식전하는 4−5=−1이고, 질소는 5개의 전자를 가지고 있으므로 5−5=0이다.
D에서 탄소는 5개의 전자를 가지고 있으므로 형식전하는 4−5=−1이고, 산소는 5개의 전자를 가지고 있으므로 6−5=+1이다.

38 ③   **39** ②

40 ③
A에서 질소는 +1, B에서 질소는 0, 탄소는 −1, D에서 질소는 −1, 탄소는 −1의 형식전하를 갖는다.

41 ②
B에서 탄소는 옥텟규칙을 만족하지 못하므로 탄소에 비공유전자쌍이 있어야 한다.

42 ⑤
가장 안정한 구조는 옥텟 규칙을 만족하고 전기음성도가 큰 산소가 −1, 전기음성도가 상대적으로 작은 질소가 +1의 형식전하를 가지는 B이다. 가장 불안정한 구조는 질소가 10개의 전자를 가지고 있어서 옥텟 규칙을 만족하지 못하는 C이다. 참고로, D도 탄소가 옥텟을 만족하지는 못하지만 탄소 양이온은 중간체로서 존재 가능하므로 C에 비해서는 안정하다.

43 ④
B는 3−4=−1, O는 6−5=−1, F는 7−7=0이다.

44 ④
C는 4−4= 0, N는 5−4=+1, C는 4−4=0, O는 6−7=−1이다.

45 ③
① 질소 원자는 5−5=0   ② 탄소 원자는 4−5=−1
③ 탄소 원자는 4−3=+1   ④ 탄소 원자는 4−4=0
⑤ 질소 원자는 5−5=0

46 ①
① 왼쪽 탄소 원자는 4-3=+1, 오른쪽 탄소 원자는 4-4=0
② 왼쪽 탄소 원자는 4-4=0, 오른쪽 탄소 원자는 4-4=0
③ 왼쪽 탄소 원자는 4-4=0, 오른쪽 탄소 원자는 4-5=-1
④ 탄소 원자는 4-4=0
⑤ 왼쪽 탄소 원자는 4-4=0, 오른쪽 탄소 원자는 4-4=0

47 ②
① 모든 탄소 원자의 형식전하는 4-4=0
② 왼쪽 탄소 원자는 4-4=0, 오른쪽 탄소 원자는 4-5=-1
③ 탄소 원자는 4-4=0
④ 탄소 원자는 4-4=0
⑤ 모든 탄소 원자의 형식전하는 4-4=0

48 ②
① 6-6=0
② 6-5=+1
③ 6-6=0 이러한 홀전자를 갖는 화학종을 라디칼(radical)이라고 한다.
④ 이중결합을 포함하는 산소 : 6-6=0, 단일결합만 포함하는 산소 : 6-7=-1
⑤ 6-6=0

49 ④
① 왼쪽 탄소 원자는 4-4=0, 오른쪽 탄소 원자는 4-5=-1
② 탄소 원자는 4-4=0
③ 왼쪽 탄소 원자는 4-4=0, 오른쪽 탄소 원자도 4-4=0
④ 탄소 원자는 4-3=+1
⑤ 왼쪽 탄소 원자는 4-5=-1, 오른쪽 탄소 원자는 4-4=0

07 공명구조

50 ③
ㄱ은 이중결합 탄소에 전자가 편재되어 있고 ㄹ은 이중결합이 분자의 양쪽 끝에 편재되어 있으므로 전하분리가 없고 컨쥬게이션 되어 있지 않으므로 공명이 일어나지 않는다.

51 ①
공명은 전체 형식전하가 같다는 전제하에 원자나 시그마 결합은 그대로 있고, 오직 비공유전자쌍, 파이전자, 홀전자 만이 이동하는 것을 의미한다. ①번 구조를 제외한 나머지는 원자나 치환기가 이동하였으므로 공명구조라 볼 수 없다.

I • 결합과 구조

52 ④
a와 d는 수소원자의 개수가 다르고 b는 원자의 종류가 다르므로 서로 다른 화합물이다. c와 e는 구조이성질체 관계이다.

53 ②
공명 혼성을 표현할 때는 탄소 음이온 자리는 모두 $\delta-$로 놓고 이중결합이 생성되었던 자리는 모두 점선으로 표시한다.

54 ④
(가)와 (다)는 분자식이 같은 동일한 화합물이고, (나)는 OH의 위치가 다른 위치 이성질체 관계이다.

08 브뢴스테드-로우리의 산과 염기, pK_a값, Lewis 산과 염기

55 ③
pK_a값이 작을수록 산성도는 높다. D (pK_a=15.7)는 A (pK_a=18)보다 강산이므로 반응은 역반응으로 진행된다. 모든 산, 염기의 반응은 pK_a값이 증가하는 방향으로 반응이 진행된다.

56 ⑤
벤조산의 pK_a는 4.2, 페놀의 pK_a는 9.89이므로 반응은 정반응이 우세하다.

57 ④
Ethanol은 가장 약한 산이므로 그것의 짝염기인 ethoxide 즉, $CH_3CH_2O^-$가 가장 강한 염기이다. 페녹사이드 음이온은 고리에 존재하는 파이전자의 공명에 의해 전자가 비편재화되어 안정화되므로 페놀은 에탄올에 비해 좀 더 산성도가 크다.

반면, ethoxide 음이온은 안정한 공명 구조가 없으므로 전자가 산소 쪽으로 편재되어 있어 불안정하므로 에폭사이드는 페놀에 비해 산성도가 작다.

약염기의 짝산은 강산이므로 pK_a가 가장 작은 페놀이 가장 약한 짝염기를 가지는 산이 된다.

II · 알케인과 사이클로알케인

01 알케인의 명명법

1 ③

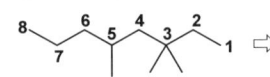 ⇨ 3번 자리에 methyl기가 2개, 5번 자리에 methyl기가 1개, 모체는 octane이므로 알파벳 순서로 명명하면 3,3,5-trimethyloctane 이다.

2 ②

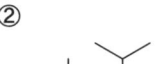 ⇨ 3번 자리에 methyl, 5번 자리에 isopropyl, 모체는 octane이므로 알파벳 순서로 명명하면 5-isopropyl-3-methyloctane 이다.

3 ⑤

 ⇨ 3번 자리에 methyl, 6번 자리에 isobutyl, 모체는 decane이므로 알파벳 순서로 명명하면 6-isobutyl-3-methyldecane 이다.

4 ①

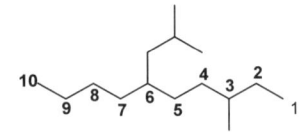 ⇨ 2번 자리에 methyl기가 2개, 3번 자리에 methyl기 1개, 4번 자리에 ethyl, 모체는 octane이므로 알파벳 순서로 명명하면 4-ethyl-2,2,3-trimethyloctane 이다.

5 ②

1-methylpropane은 n-butane이다.

6 ③

① 1-methyl-2-ethylhexane의 구조를 그리면 ⇨ ∴ 3-ethylheptane
② alkane은 cis, trans로 명명할 수 없다.
④ 3,4-diethyloctane
⑤ alkyne은 cis, trans로 명명할 수 없다.

7 ③

4-ethyl-5,5-dimethyltridecane ⇨ C_7H_{36}

02 사이클로알케인의 명명법

8 ③
① 두 개의 고리가 있는 경우 탄소수 적은 고리가 치환기가 된다. 따라서, cyclobutylcyclopentane
② 사슬이 고리보다 탄소수가 적으므로 사슬이 치환기, 고리가 모체가 된다. 따라서, butylcyclopentane이다.
④ 모체인 5각 고리탄소와 치환기 탄소가 연결된 부분이 2차이므로 sec-butylcyclopentane
⑤ tert-butylcyclopentane

03 이성질체

9 ③
①, ②는 제시된 화합물과 탄소와 수소의 개수가 다르므로 이성질체가 될 수 없고, ④는 탄소의 개수는 같지만 고리화합물이므로 수소의 개수가 다르다. ⑤는 동일한 화합물이다.

10 ④
①은 octane과 동일한 화합물이고, ②, ③은 탄소의 개수는 같아도 고리화합물이므로 수소의 개수가 다르다. 따라서, 제시된 화합물과 이성질체가 될 수 없고, ⑤는 탄소와 수소의 개수가 모두 다르므로 이성질체가 아닌 전혀 다른 화합물이다.

11 ④
①은 탄소 수는 같지만 수소의 개수가 다른 서로 다른 화합물이다. ②, ③, ⑤은 탄소와 수소의 개수가 모두 다르므로 구조 이성질체가 될 수 없다. ④는 탄소와 수소의 개수가 모두 같고 원자들 간의 연결 방식이 다르므로 구조 이성질체 관계이다.

12 ⑤
neopentane은 1차 탄소와 4차 탄소가 존재한다.

13 ③
다음과 같이 모두 5개의 구조 이성질체가 존재한다.

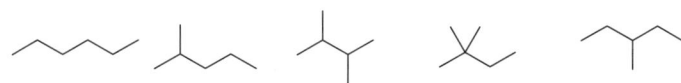

14 ③
탄소 수가 많아지면 이성질체 수도 많아진다. 탄소 수가 7개인 경우 가능한 구조 이성질체의 개수는 총 9개이다.

화학식	CH_4	C_2H_6	C_3H_8	C_4H_{10}	C_5H_{12}	C_6H_{14}	C_7H_{16}	C_8H_{18}	C_9H_{20}	$C_{10}H_{22}$
이성질체 수	1	1	1	2	3	5	9	18	35	75

II · 알케인과 사이클로알케인

15 ③

A, B, E와 C, D는 각각 구조이성질체 관계이다.

16 ②

n-pentane은 사슬형, isopentane은 가지형, neopentane은 구형이다. 표면적이 넓으면 분자 간 인력이 증가하게 되고 끓는점은 증가하게 된다. 따라서 표면적이 가장 넓은 n-pentane의 끓는점이 가장 높고, 표면적이 가장 작은 neopentane의 끓는점이 가장 낮다.

17 ①

사슬형 알케인의 끓는점이 가장 높다. 분자가 구형일수록 끓는점은 낮아진다.

18 ③

a와 c는 cis와 trans 이성질체가 존재한다. b는 벤젠고리의 탄소는 sp^2 혼성을 하므로 탄소에 연결된 치환기는 모두 평면 상에 존재한다. 따라서 cis와 trans 이성질체가 존재할 수 없다. d는 치환기가 같은 탄소에 있으므로 cis와 trans 이성질체가 존재할 수 없다.

04 Newman 투영도와 형태 이성질체

19 ④

2,3-dimethylpentane

20 ④

2,2,4,4-tetramethylpentane

21 ②

전면 탄소와 후면 탄소의 치환기가 서로 60°를 이루는 것이 고우시이다.

22 ③

전면 탄소와 후면 탄소의 치환기가 서로 180°를 이루는 것이 anti conformation이다.

23 ⑤

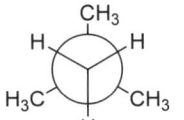
≡ 2,2-dimethylpropane

24 ④
B와 C는 anti 배열을 이룬다.

25 ③
A와 D는 고우시를 이룬다.

05 사이클로알케인의 기하 이성질체

26 ③
분자식은 같으나 메틸기의 연결방식이 다르므로 구조이성질체이다.
①, ②는 탄소수가 다르므로 서로 다른 화합물이다.
④ cis와 trans는 기하이성질체이자 부분입체이성질체가 관계이다.
⑤ 탄소수는 같으나 수소의 개수가 다르므로 서로 다른 화합물이다.

27 ③
cis와 trans는 기하이성질체, 부분입체이성질체, 입체이성질체 관계이다.
①, ②, ④, ⑤ 모두 탄소와 수소의 개수는 같으나 구조가 다른 구조 이성질체이다.

28 ④
cis와 trans는 기하이성질체, 부분입체이성질체, 입체이성질체 관계이다.

29 ④
다음과 같이 총 6개의 이성질체가 존재한다.

 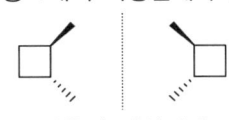 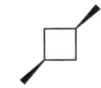

거울상 이성질체

II · 알케인과 사이클로알케인

06 사이클로알케인의 형태

30 ③

31 ①
Br과 Cl은 고우시 관계에 있다. 참고로, 서로 이웃한 탄소에 있는 치환기가 axial과 equartorial, equartorial과 equartorial 위치에 있으면 고우시이다.

32 ⑤
compound X를 쐐기-대쉬법으로 표현하고 myo-Inositol의 쐐기-대쉬모형과 비교하면 하이드록시기의 배열이 일부는 일치하지만 일치하지 않는 것도 있으므로 부분입체 이성질체 관계에 있다 할 수 있다.

33 ①
1번과 4번 탄소의 치환기가 trans이므로 메틸기가 모두 수평방향에 있는 구조가 가장 안정하고 가장 낮은 에너지를 갖게 된다.

34 ④
1번과 3번 탄소의 치환기가 trans이므로 isopropyl기는 수평방향, 메틸기는 축 방향에 있어야 한다. 이 때 상대적으로 크기가 작은 메틸기가 축 방향으로 배치되는 구조가 더 안정하다. ③번 구조는 cis이다.

35 ②
1번과 4번 탄소의 치환기가 cis이므로 두 치환기 중 하나는 축 방향, 다른 하나는 수평방향에 있어야 한다. 이 때 상대적으로 크기가 큰 t-butyl기가 수평방향으로, 메틸기는 축 방향에 있는 구조가 가장 안정하고 가장 낮은 에너지를 갖게 된다. ④번과 ⑤번은 trans이다.

36 ②
1번과 2번 탄소의 치환기가 trans이므로 두 치환기 모두 축 방향 또는 수평 방향에 있어야 한다. 이 때 두 두 치환기가 모두 축 방향에 있으면 1,3-이축방향 상호작용에 의해 불안정해지므로 모든 치환기가 수평 방향에 있는 구조가 가장 안정한 구조가 될 것이다.

37 ③

1,4-치환 cis는 (e,a) 혹은 (a,e), 1,4-치환 trans는 (e,e) 혹은 (a,a)이므로 이중 가장 안정한 형태는 trans의 (e,e)일 때이며, 1,3-치환 cis는 (e,e) 혹은 (a,a)이고 1,3-치환 trans는 (e,a) 혹은 (a,e)이므로 이중 가장 안정한 형태는 cis의 (e,e)일 때이다.

38 ①

1,2-치환 cis는 (a,e) 또는 (e,a)이다. B와 C는 1,2-치환 trans이다.

39 ③

고리반전하면 a는 e로, e는 a로 전환된다.

40 ①

문제에서 주어진 두 구조의 메틸기를 a~f로 바꾸어서 나타냈을 때 a와 c(1,4번 위치)는 cis이며, b와 c(1,2번 위치)도 cis이다. 그러나 d와 f(1,4번 위치)는 cis이며, e와 f(1,2번 위치)는 trans이다. 따라서, 공간상의 배치가 서로 다른 두 구조이므로 입체이성질체이다.

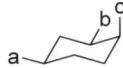 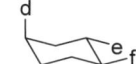

41 ②

모두 equatorial에 배치된 구조가 가장 안정한 구조이다.

42 ⑤

모든 치환기가 같은 방향으로 배치되므로 cis이다.

43 ⑤

2번 탄소와 4번 탄소의 메틸기는 모두 수평방향이고, cis로 배열되어 있다.

참고로, 1번 탄소, 2번 탄소의 메틸기와 1번 탄소, 4번 탄소의 메틸기는 cis이긴 하지만 1번 탄소의 메틸기가 축 방향에 존재한다. 따라서, 답이 될 수 없다.

II · 알케인과 사이클로알케인

07 여러 고리 사이클로알케인

44 ①
A와 B는 탄소가 6개 수소가 10개로 분자식은 같지만 원자들의 결합방식이 다른 구조이성질체이다.
B와 C, D와 E는 탄소와 수소의 개수가 모두 다른 서로 다른 화합물이고, C와 E는 탄소 수는 같으나 수소의 개수가 다른 서로 다른 화합물이다.

45 ④
결합각 장애가 가장 큰 b의 생성열이 가장 크다. cis-decalin(a)은 trans-decalin(c)에 비해 불안정하므로 cis-decalin(a)의 생성열이 더 크다.

46 ④
형태 이성질체(=이형태체)의 가장 보편적인 정의는 단일 결합의 회전에 의해 서로 형태가 다른 화합물을 말한다. 따라서, 동일한 화합물이므로 물성이 동일하며, 1,2-dichloroethane은 cis, trans가 존재하지 않고, butane의 anti와 gauche는 동일 화합물이나 그 안정성이 다르기에 에너지 준위는 다르며, cyclohexane의 boat와 chair은 서로 형태이성질체 관계이며, chair가 보다 안정한 형태이다.

Ⅲ · 입체화학

01 거울상 이성질체

1 ②
이성질체는 크게 구조 이성질체와 입체 이성질체로 나뉜다. 입체 이성질체는 거울상 이성질체와 부분입체 이성질체로 다시 나눌 수 있다. 입체 이성질체 중에서 거울상 이성질체가 아닌 것을 부분입체 이성질체라 한다. 부분 입체 이성질체는 기하 이성질체와 아노머, 에피머로 나눌 수 있다.

2 ⑤
거울상 이성질체는 입체 이성질체에 속한다.

3 ①
D, L형과 (+), (−) 광학활성과는 관계가 없다. 즉, 우선성(Dextrorotatory)은 (d) 혹은 (+)로 표현되며, 좌선성(Levorotatory)은 (l) 혹은 (−)로 표현될 뿐 대문자 D, L을 이용하여 우선성과 좌선성을 구별하지는 않는다. 거울상 이성질체는 분광학적 성질(빛에 대한 활성)은 다르며 물성은 동일하다. 부분입체 이성질체는 분광학적 성질과 물성이 모두 다르며 메조화합물은 거울상과 겹쳐지므로 물성이 동일하다.

4 ②
금속 촉매 수소 첨가반응에 의해 카이랄 탄소가 사라졌으며, 분자 내에 대칭면이 존재하므로 광학비활성인 물질이 되었다.

5 ②

6 ④
동일한 ethyl기가 같은 탄소에 존재하므로 입체 중심 탄소(카이랄 중심 탄소)는 없다.

7 ③
아래 구조에 표현된 것처럼 모두 5개의 카이랄 탄소가 존재한다.

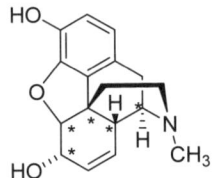

8 ④
라디칼 치환 반응에 의해 얻어지는 일치환 생성물은 아래와 같으며, 거울상 이성질체까지 포함하여 총 6개가 얻어진다.

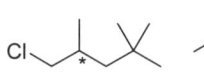 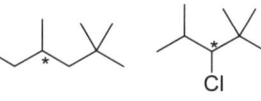 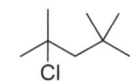 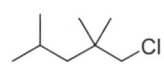

9 ②, ⑤
거울상 이성질체란 거울상과 겹쳐지지 않는 물질을 말하며, 이러한 경우 광학활성을 갖는다. 따라서, 광학활성을 갖는 물질을 찾으면 된다.

①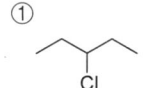
3-chloropentane

② 3-methylhexane

③ 1-bromo-2-chloroethane

④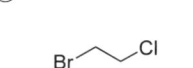
bromocyclobutane

⑤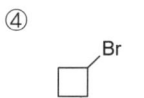
hexan-3-ol

10 ①, ⑤
거울상이성질체가 없다는 것은 거울상과 겹쳐진다는 의미이며, 광학비활성인 물질을 의미한다.

① 2-aminopropane ② butan-2-ol ③  2-(hydroxymethyl)cyclohexanol ④ 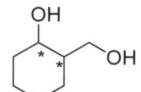 3-methylheptane ⑤ 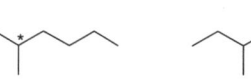 3-methylpentane

11 ③
서로 다른 4개의 치환기를 가지는 sp^3 혼성 탄소는 카이랄 중심 탄소가 되고 광학 이성질 현상을 보여준다.

① 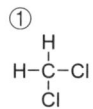 ② Cl–CH$_2$–CH$_2$–Cl ③  ④ Cl–CH(Cl)–H ⑤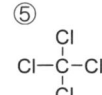

12 ①
분자 내 카이랄 중심이 하나인 물질은 언제나 광학 활성이다.

① 2-bromo-2-chlorobutane ② 2-methylpropane ③ 2,2-dimethylbutan-1-ol ④ 2,2,4-trimethylpentane ⑤ 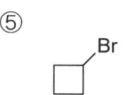 bromocyclobutane

13 ③
동일한 치환기를 2개 이상 가지는 탄소는 입체 중심을 가질 수 없다.

① butan-2-ol ② 2-hydroxybutanal ③ 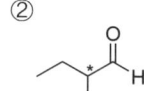 2-methylheptane ④ 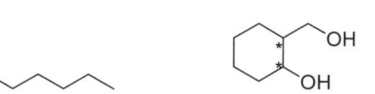 2-(hydroxymethyl)cyclohexanol ⑤ 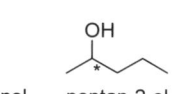 pentan-2-ol

III. 입체화학

14 ④

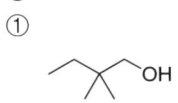

2-methylpentane   chlorocyclohexane   3-methylbutan-2-ol   2-hydroxypropanoic acid

15 ⑤

① 2,2-dimethylbutan-1-ol ② benzyl alcohol ③ propan-2-ol ④ pentan-2-one ⑤ 2-chlorobutane

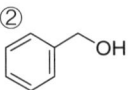

16 ④

① 1,1-dichlorobutane ② 1,4-dichlorobutane ③ 1-chlorobutane ④ 2-chlorobutane ⑤ benzaldehyde

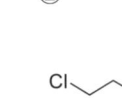

17 ①

카이랄 탄소가 2개이면 가능한 입체 이성질체의 개수는 (R,R), (R,S),(S,R), (S,S)로 총 4개이다.
이 중에서 (R,R)과 (S,S)가 서로 거울상 이성질체 관계이고, (R,S)과 (S,R)도 서로 거울상 이성질체 관계이다.
따라서, 거울상 이성질체는 모두 두 가지이다.

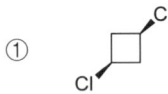

2,4-dimethylheptane

18 ③

카이랄 탄소를 갖는 화합물은 2-bromobutane 뿐이며, 이를 제외한 나머지는 모두 분자 내에 카이랄 탄소가 존재하지 않고 분자 내에 대칭면이 존재하는 광학비활성인 물질이다.

19 ④

① ⇨ cis, trans 기하이성질체

② ⇨ 부분입체 이성질체

③ ⇨ 부분입체 이성질체

④ ⇨ 거울상 이성질체

⑤ ⇨ 동일한 화합물

20 ③
거울상 이성질체의 정의에 의해 모든 물성은 동일하며 평면편광의 회전 방향만이 다르다.

21 ④
서로 다른 4개의 치환기를 가지는 sp^3 혼성 탄소는 카이랄 탄소가 될 수 있고, 광학 이성질 현상을 가진다.

22 ④
광학활성이 없다는 것은 거울상 이성질체가 없음을 의미하고, 동일한 치환기를 2개 이상 가지는 sp^3 혼성 탄소가 존재하므로 자신의 거울상과 서로 겹쳐진다.

23 ⑤
①, ②, ③ A와 B는 부분입체 이성질체 관계이다. 부분입체 이성질체는 모든 물성이 다르므로 분리가 가능하다.
④ A와 B 모두 입체중심 탄소는 두 개씩 있지만, A는 분자 내 대칭면이 존재하지 않으므로 카이랄하고 광학활성이 있다. 반면, B는 분자 내 대칭면이 존재하므로 비카이랄하고 광학활성이 없는 메조 화합물이다.
⑤ A와 B의 혼합물은 라세미 혼합물이 아니므로 광학활성을 보인다.

02 광학활성

24 ①
분자 내 카이랄 중심이 두 개 존재하고 대칭면을 갖는 메조화합물이므로 광학 비활성이고 편광면을 회전시키지 못한다. 나머지는 모두 입체중심탄소가 존재하고 분자 내 대칭면이 없으므로 광학활성이고 편광면을 회전시킨다.

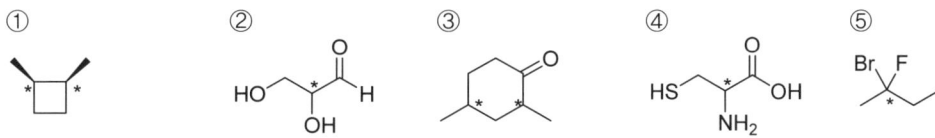

25 ③
서로 다른 4개의 치환기를 가지는 sp^3 혼성 탄소가 카이랄 중심을 갖는다. 카이랄 탄소(비대칭 탄소)를 갖는 물질은 ③번 뿐이다.

III. 입체화학

26 ②
정의에 따라 카이랄 탄소(비대칭 탄소)를 갖는 물질은 ②번 뿐이다.

27 ④
아래의 구조에 나타난 것과 같이 카이랄 탄소의 개수는 순서대로 3, 1, 2 이다.

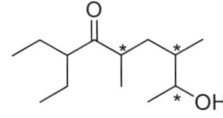 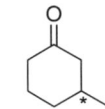 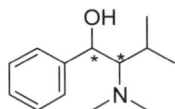

28 ④
서로 다른 4개의 치환기를 가지는 sp^3 혼성 탄소가 카이랄 중심을 갖는다.

29 ⑤
menthol의 입체중심 탄소의 개수는 3개이므로 2^3=8개이다.

30 ①
아래 그림처럼 총 3개의 입체중심 탄소를 가진다.

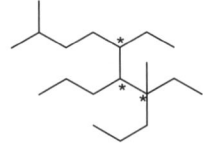

31 ①, ③
①, ③은 서로 다른 4개의 치환기를 가지는 sp^3 혼성 탄소가 카이랄 중심을 갖는다.
② 벤젠고리 탄소의 혼성은 sp^2 이므로 입체중심탄소를 가질 수 없다.
④, ⑤ 동일한 에틸기와 메틸기가 2개씩 존재하므로 입체중심탄소를 가질 수 없다.

32 ④
④번 화합물은 입체중심탄소가 없고 분자 내 대칭면이 존재하며 자신의 거울상과 서로 포개어지므로 거울상 이성질체가 존재할 수 없는 광학비활성 물질이다.
① 입체중심탄소는 없지만 분자 내 대칭면이 없으므로 광학활성이다.

33 ④
화합물 A는 R 입체배열을 가지므로 거울상 이성질체는 S 입체배열을 가져야한다.

34 ①
주어진 A의 입체배열이 (3S, 4E)이므로 입체배열이 (3R, 4E)인 구조가 거울상 이성질체이다.

35 ②
주어진 화합물 중 왼쪽은 (S,S), 오른쪽은 (R,S)이므로 부분입체 이성질체 관계이다.

36 ①
오른쪽 화합물을 180° 회전시키면 왼쪽 화합물과 서로 거울상을 이루므로 거울상 이성질체 관계이다.

37 ③
입체 중심탄소에 연결된 치환기의 종류가 다르므로 두 화합물은 구조 이성질체 관계이다.

38 ③
아래 그림처럼 입체중심 탄소의 개수가 4개이므로 가능한 입체 이성질체의 개수는 $2^4=16$개이다.

39 ②
아래 그림처럼 총 3개의 입체중심 탄소를 가지므로 입체 이성질체의 개수는 총 $2^3=8$개이다.

40 ④
아래 그림처럼 총 2개의 입체중심 탄소를 가지고 분자 내 대칭면이 존재하지 않으므로 가능한 4개의 입체 이성질체는 모두 광학활성을 가진다.

41 ①
아래 그림처럼 총 1개의 입체중심 탄소를 가지므로 총 2개의 입체 이성질체가 가능하다. 이들은 모두 분자 내 대칭면이 존재하지 않으므로 모두 카이랄성을 가진다.

42 ②
아래와 같이 두 개의 기하이성질체가 존재하며 카이랄 탄소가 없으므로 광학 비활성이다.

(E)-2-bromopenta-1,3-diene   (Z)-2-bromopenta-1,3-diene

III. 입체화학

43 ③

입체중심 탄소가 2개이므로 광학활성을 띠는 거울상 이성질체 2개와 광학비활성(achiral)을 띠는 메조 화합물 1개가 입체 이성질체로 가능하다.

44 ④

입체 중심탄소가 2개이므로 가능한 입체 이성질체의 개수는 총 4개이다.

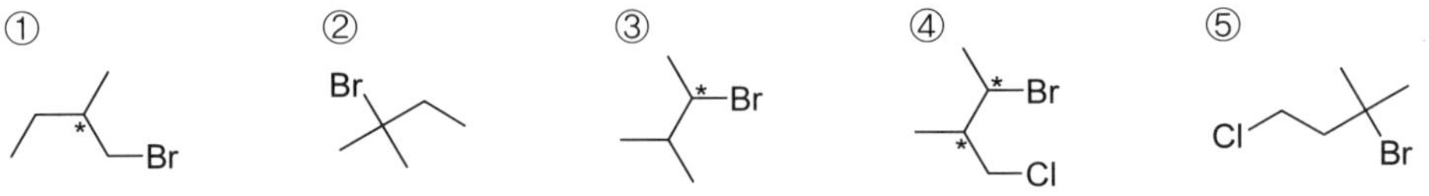

45 ①

아래 그림과 같이 가장 많은 2개의 입체 중심 탄소를 가지는 화합물은 1번이고, 총 4개의 입체 이성질체를 가진다.

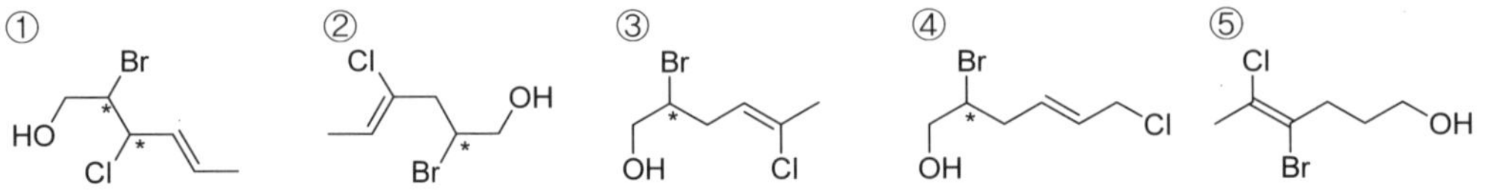

46 ⑤

위 그림에서처럼 입체중심탄소가 없는 화합물은 5번이므로 자기 자신 이외에 입체 이성질체는 존재하지 않는다.

47 ②

주어진 화합물은 아래 그림처럼 입체중심 탄소가 2개, 그리고 이중결합이 존재한다. 그러나 반응물에 있는 카이랄 탄소는 (R)-배열로 고정되어 있고, 하이드록시기와 연결된 카이랄 탄소는 R과 S 배열이 모두 가능하다. 또한, 이중결합은 E와 Z로 존재할 수 있으므로 아래 주어진 화합물의 입체 이성질체의 개수는 총 4개이다.

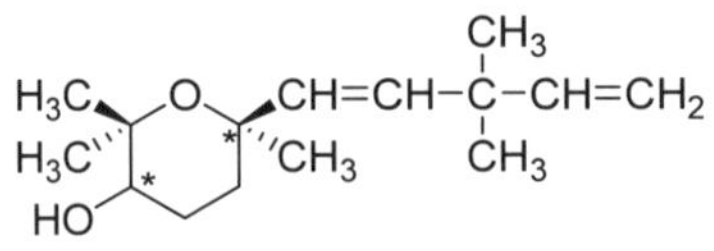

48 ⑤

A와 B는 거울상 이성질체 관계이므로 같은 양이 존재하면 라세미혼합물이어서 광학 비활성이고, C와 D도 거울상 이성질체 관계에 있으므로 같은 양이 존재하면 라세미 혼합물이어서 광학 비활성이다. 또한 B와 C는 부분입체 이성질체 관계이며, A와 C도 부분입체 이성질체 관계이고, A와 D도 부분입체 이성질체 관계이다.

49 ③

R 배열을 갖는 물질의 거울상 이성질체는 S 배열을 갖는다. 또한 실험을 통해 평면편광의 회전도를 관찰하기 전까지는 좌선성과 우선성을 R, S 절대 입체 배열만으로는 결정할 수 없다.

50 ④

화합물 D는 카이랄 탄소가 두 개이고, 분자 내 대칭면이 없으므로 광학활성이다.
화합물 A는 R 입체배열, 화합물 B는 S 입체배열을 가진다. 화합물 A와 화합물 B는 서로 거울상 이성질체 관계에 있으므로 A와 B가 같은 양으로 존재하는 혼합물은 라세미 혼합물이고 광학 비활성이다.
화합물 C는 메조 화합물이므로 광학비활성이고 화합물 E는 카이랄 탄소가 없으므로 광학 비활성이다.

51 ⑤

① 우선순위 : H < Benzyl < CH_2OH < OH 이므로 입체배열은 (R)이다.
② 우선순위 : CH_3 < Benzyl < CH_2OH < OH 이므로 입체배열은 (R)이다.
③ 우선순위 : CH_2CH_3 < Benzyl < CH_2OH < OH 이므로 입체배열은 (R)이다.
④ 우선순위 : Benzyl < CH_2OH < CH_2Cl < OH 이므로 입체배열은 (R)이다.
⑤ 우선순위 : Benzyl < $CH=CH_2$ < CH_2OH < OH 이므로 입체배열은 (S)이다.

52 ④

CIP 규칙에 따라서 우선순위를 판단하여 결정한다.

53 ②

CIP 규칙에 따라서 우선순위를 판단하여 결정한다.

54 ③

금속 촉매 수소 첨가반응을 통해 A는 2-methylbutane인 광학 비활성인 물질이 되고, B는 2,4-dimethyl pentane인 광학 비활성인 물질이 얻어지며, C는 2,3-dimethylpentane인 카이랄 중심을 갖는 알케인이 얻어지게 된다. 물론 C에 의해 얻어진 생성물은 라세미 혼합물이므로 광학비활성이 되지만 각각의 알케인은 광학활성이므로 카이랄 알케인이라 할 수 있다.

55 ③, ⑤

① 생성물은 2-chloro-2-methylbutane으로 광학 비활성
② 생성물은 2-methylbutane으로 광학 비활성
③ 생성물은 2,3-dichloro-2-methylbutane으로 카이랄 탄소를 갖는 물질
④ 생성물은 2-methylbutan-2-ol로 광학 비활성
⑤ 생성물은 2-bromo-2-methylbutan-2-ol로 광학 비활성

56 ③

C(광학활성)는 금속 촉매 수소 첨가반응을 통해 cis-1,2-dimethylcyclobutane(메조화합물)과 trans-1,2-dimethyl cyclobutane(광학활성)이 얻어진다.

57 ①

A(광학비활성)는 금속 촉매 수소 첨가반응을 통해 cis-1,4-dimethylcyclobutane(광학비활성)과 trans-1,4-dimethyl cyclobutane(광학비활성)이 얻어진다.

Ⅲ 입체화학

58 ②
B(광학활성)는 금속 촉매 수소 첨가반응을 통해 cis-1,4-dimethylcyclobutane(광학비활성)과 trans-1,4-dimethyl cyclobutane(광학비활성)이 얻어진다.

03 메조 화합물

59 ②
모두 2,3-dichlorobutane이며 주어진 뉴먼 투영식을 회전시켜서 대칭면이 존재하는 구조를 찾는다.

60 ②
주어진 A를 평면구조로 바꾸어보면 B와 거울상 이성질체 관계임을 알 수 있다.

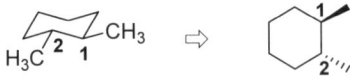

61 ④
①은 S에 비공유전자쌍이 존재하므로 카이랄 중심이 되며, 분자 내에 대칭면이 없는 광학활성인 물질이다.
②, ③, ⑤는 역시 모두 분자 내에 카이랄 탄소가 하나씩 존재하는 물질이며, 분자 내에 카이랄 중심이 하나인 물질은 언제나 광학활성이고 ④는 메조 화합물이다.

62 ③
① 분자 내에 카이랄 탄소가 1개 존재하며, 이런 경우에는 항상 거울상 이성질체를 갖는다.
② 분자 내에 카이랄 탄소는 없으나, 대칭면이 존재하지 않고 거울상과 겹쳐지지 않으므로 광학활성을 가지며, 거울상 이성질체도 존재한다.
③ 분자 내에 카이랄 탄소가 2개 존재하며, 분자 내에 대칭면이 존재하므로 메조 화합물이고 이러한 메조 화합물은 자신의 거울상과 겹쳐진다.
④ 분자 내에 카이랄 탄소가 2개 존재하며 분자 내에 대칭면이 존재하지 않으며 거울상과 겹쳐지지 않으므로 광학활성을 가지며 거울상 이성질체를 가진다.
⑤ 분자 내에 카이랄 탄소는 없으나, 대칭면이 존재하지 않고 거울상과 겹쳐지지 않으므로 광학활성을 가지며 거울상 이성질체도 존재한다.

04 라세미 혼합물

63 ②
라세미 혼합물은 거울상 이성질체의 동량 혼합물로서 광학 비활성인 물질이다.

64 ④
%ee = 20%이므로 (+) : (−) = 40% : 60%임을 알 수 있다.

65 ①
meso-tartaric acid는 광학 비활성이고 편광면을 회전시키는 능력이 없으므로 (2R, 3R)-tartaric acid과 meso-tartaric acid이 혼합물로 섞여있는 경우 고유 광회전도는 +12°가 된다.

66 ④
메조 화합물은 거울상 이성질체를 가지지 않으므로 거울상 이성질체가 같은 양으로 섞여있는 라세미 혼합물을 만들 수 없다.

67 ④
거울상 초과량이 70%이면 나머지 30%는 두 거울상 이성질체가 공평하게 15%씩 차지하며 라세미 혼합물을 이루게 되므로 하나의 거울상 이성질체는 70%+15%=85%가 되고, 나머지 거울상 이성질체는 15%가 된다.

68 ①
거울상 초과량이 40%이면 나머지 60%는 두 거울상 이성질체가 공평하게 30%씩 차지하며 라세미 혼합물을 이루게 되므로 하나의 거울상 이성질체는 40%+30%=70%가 되고, 나머지 거울상 이성질체는 30%가 된다.

05 부분 입체 이성질체

69 ③
아래 그림처럼 두 개의 입체중심 탄소가 존재하므로 총 4개의 입체이성질체가 가능하지만, 분자 내 대칭면에 존재하는 메조 화합물이 존재하므로 총 3개(거울상 이성질체 2개와 메조 화합물 1개)의 입체 이성질체가 존재한다.

70 ④
아래 그림처럼 두 개의 입체중심 탄소가 존재하므로 총 4개의 입체이성질체가 가능하지만, 분자 내 대칭면에 존재하는 메조 화합물이 존재하므로 총 3개(거울상 이성질체 2개와 메조 화합물 1개)의 입체 이성질체가 존재한다.

III. 입체화학

71 ②

아래와 같이 A의 입체배열은 위에서부터 (S, R)이고, B의 입체배열은 위에서부터 (S, S)이므로 서로 부분입체 이성질체 관계에 있다.

```
        Cl                    Cl
CH₃CH₂——*——H          CH₃CH₂——|——H
CH₃CH₂——*——H           H——|——CH₂CH₃
        Cl                    Cl
        A                     B
```

---

72 ③

B와 D는 분자식은 동일하나 결합의 연결 순서가 다른 구조 이성질체이다.

---

73 ①

A와 D는 서로 거울상 이성질체 관계에 있다.

---

74 ②

A와 C는 cis/trans 기하이성질체 관계이며, 기하이성질체는 부분입체 이성질체이자 입체 이성질체이다.

---

75 ③

A와 E는 분자식은 동일하나 결합의 연결 순서가 다른 구조 이성질체이다.

---

76 ③

E와 F는 cis/trans가 아닌 E/Z 배열을 갖는 기하 이성질체이자 부분입체 이성질체이다.

---

77 ⑤

A는 메조 화합물, B는 광학활성, C는 광학비활성, D는 광학활성

---

78 ③

B와 C의 혼합물은 B로 인해 광학활성을 띠고, B와 D의 혼합물은 라세미 혼합물이므로 광학 비활성이다.

---

06 R, S 절대배열의 결정

79 ③, ⑤

CIP(Cahn-Ingold-Prelog)규칙에 의해 판단한다.

규칙 1. 이중결합 탄소 각각을 분리하여 고려하고, 탄소에 직접 연결된 두 원자를 찾아서 원자번호에 따라 우선순위를 결정한다. 원자번호가 높을수록 우선순위가 높다. 번호가 동일할 때에는 질량이 큰 원자의 우선순위가 높다.

규칙 2. 만일 치환기의 첫 번째 원자들로 우선순위를 정할 수 없을 때에는 우선순위의 차이가 나타날 때까지 비교해본다.
규칙 3. 다중 결합 원자들은 같은 수의 단일 결합을 하고 있는 것과 동등하다.

80 ②
(a)의 우선순위는 Cl > OH > CH_3 > H이므로 (S), (b)의 우선순위는 Cl > COOH > C_6H_5 > H 이므로 (S)가 된다.

81 ③
입체중심 탄소에서 치환기들의 우선순위는 OH > CH_2Br > COOH > CH_3 이므로 (S) 배열을 갖고 3번 탄소에 bromo, 2번 탄소에 hydroxy와 methyl기가 있는 propanoic acid이므로 이를 종합하여 명명하면 된다.

⇨ (2S)-3-bromo-2-hydroxy-2-methylpropanoic acid

82 ④
CIP에 따라서 1번 탄소의 우선순위는 OH > $CH(CH_3)NHCH_3$ > C_6H_5 > H 이므로 (R) 배열을 가지며, 2번 탄소의 우선 순위는 $NHCH_3$ > $CH(OH)C_6H_5$ > CH_3 > H 이므로 (S) 배열을 가진다.

83 ⑤
ㄱ. 우선순위를 결정하면 $CH=CH_2$ > CH_2CH_3 > CH_3 > H 이고, 수소를 뒤로 들어가 있다 가정하면 $CH=CH_2$는 왼쪽, CH_3는 오른쪽 CH_2CH_3는 아래쪽에 있게 되므로 (S)-입체배열을 갖는다.
ㄴ, ㄷ. 우선순위에 따르면 모두 (S)-입체배열을 갖는다.

84 ②
ㄱ은 (S), ㄴ은 (R), ㄷ은 (S)-입체배열을 갖는다.

07 Alkene의 기하 이성질체

85 ③
3번 화합물은 cis와 trans로 존재할 수 있고, cis와 trans는 기하이성질체이면서 입체이성질체이다.

86 ④
반응 중간체로 생성된 탄소 양이온은 평면 구조를 가지므로 친핵체인 Cl-가 탄소 양이온을 공격할 때 평면의 위, 아래로 들어갈 확률은 50% : 50%으로 같다. 따라서 생성물로 2-chlorobutane의 라세미 혼합물이 얻어진다.

Ⅳ · 작용기 변환 및 유기 반응

01 알켄

1 ①
할로젠화 수소 첨가반응은 Markovnikov 규칙에 따라 진행된다.

2 ①
산 촉매 하에서의 수화반응은 Markovnikov 규칙에 따라 진행된다.

3 ①, ②
할로젠화 반응은 고리 중간체를 거치며, anti-첨가로 진행된다.

4 ④, ⑤
할로하이드린은 고리 중간체를 고치며, anti-첨가로 진행된다. 또한 Markovnikov 규칙에 따라 수소가 많은 쪽으로 Br이, 수소가 적은 쪽으로 OH가 첨가된다.

5 ④
수소화 붕소 첨가 후 산화반응은 고리 전이 상태를 거치며, syn-첨가로 진행된다. 또한, anti-Markovnikov 규칙에 따라 수소가 많은 쪽으로 OH가, 수소가 적은 쪽으로 H가 첨가된다.

6 ⑤
할로하이드린은 고리 중간체를 거쳐 반응이 진행되고, 이 고리 중간체의 명칭은 다리 걸친 클로로늄 양이온이다.

7 ④
알켄의 파이전자가 루이스 염기로 작용하여 HCl의 H^+와 반응하면 3차 탄소 양이온이면서 벤질 자리 탄소 양이온이 생성된다.

3차 벤질자리 탄소 양이온

8 ③
이중 결합을 포함한 가장 긴 탄소 사슬을 모체로 정하여 IUPAC 체계에 따라 명명하면 다음과 같다.

(E)-3,5-dimethyloct-3-ene

9 ⑤

이중 결합을 포함한 가장 긴 탄소 사슬을 모체로 정하여 IUPAC 체계에 따라 명명하면 다음과 같다.

(E)-1-chloro-2-ethyl-1-iodo-4-methylpent-1-ene

10 ①

이중 결합을 포함한 가장 긴 탄소 사슬을 모체로 정하여 IUPAC 체계에 따라 명명하면 다음과 같다.

(E)-4-ethyl-2,5-dimethyloct-3-ene

11 ①

CIP 체계에 따라 아중결합 탄소에 연결된 치환기들을 원자량에 따라 우선순위를 정하며, E는 trans like이고 Z는 cis like이다. 또한 2치환 알켄은 cis/trans로 명명이 가능하나 cis/trans로 명명이 불가능한 2,3,4 치환 알켄은 E/Z 체계로서 명명할 수 있다.

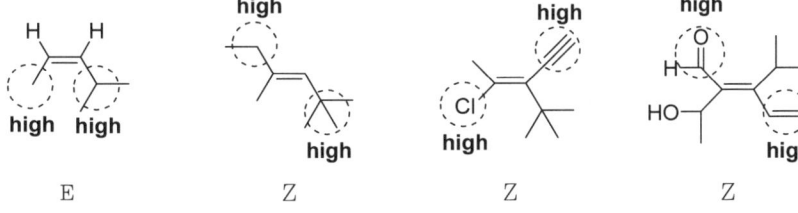

12 ⑤

Zaitsev's rule에 따라 치환기가 많은 알켄일수록 안정성이 증가한다. a는 3치환, b는 2치환, c는 4치환 알켄이다.

13 ④

산 촉매 하에서의 수화반응, 할로젠화 수소 첨가반응, 옥시수은 첨가반응, 할로하이드린의 생성과 같은 첨가 반응은 모두 Markovnikov 규칙을 따라 진행된다. hydroboration-oxidation은 anti-Markovnikov 규칙을 따라 일어난다.

14 ③

산 촉매 수화반응의 반응 속도 결정단계는 알켄에 양성자가 첨가되어 탄소 양이온 중간체가 만들어지는 단계이다. 따라서, 보다 더 안정한 탄소 양이온 중간체가 만들어지는 알켄일수록 산 촉매 수화반응의 반응성 및 반응 속도가 증가하게 된다.

IV. 작용기 변환 및 유기 반응

15 ①
탄소 양이온이 중간체로 얻어지는 반응에서만 탄소 양이온 중간체의 재배열이 일어날 수 있다.
②, ③, ⑤는 고리 중간체를 거쳐 진행되고, ④는 고리 전이 상태를 거쳐 진행된다.

16 ④
이중결합을 이루는 파이전자 밀도가 높아야 좋은 루이스 염기로 작용하여 산과 빠르게 반응할 수 있고, 중간체로서 안정한 3차 탄소 양이온을 생성할 수 있는 알켄의 반응속도가 가장 빠를 것이다. 이러한 조건을 만족하는 알켄은 4치환 알켄이다.

17 ⑤
아래와 같이 Markovnikov 규칙에 따라 알켄에 양성자가 첨가된 후 형성된 2차 탄소 양이온을 Br⁻가 공격하여 2-bromopropane이 형성되는 친전자성 첨가반응이다.

18 ③
탄소 양이온이 중간체로 얻어지는 반응에서만 탄소 양이온 중간체의 재배열이 일어날 수 있다.
① E2 반응과 ② S_N2 반응은 중간체 없이 전이 상태만을 거쳐 가는 단일단계 반응이고, ④ 할로하이드린 반응은 고리 중간체를 거쳐 진행되며, ⑤ 라디칼 할로젠화 반응은 라디칼 중간체를 거쳐 진행된다.

19 ③, ⑤
①, ④ 할로젠화 수소 첨가와 산 촉매 하에서의 수화 반응은 입체화학을 논하지 않는다. ② 할로하이드린은 고리 중간체를 형성하므로 anti-addition이다.

20 ③
알켄에 대한 HCl 첨가 반응의 경우 반응 속도 결정단계는 탄소 양이온 중간체가 형성되는 단계이며, 탄소 양이온 중간체가 안정할수록 반응 속도가 빨라진다. 따라서, 반응성이 좋은 알켄이란 보다 안정한 탄소 양이온 중간체가 형성되는 알켄이며, 일반적으로 알켄의 치환정도가 증가할수록 보다 안정한 탄소 양이온 중간체가 얻어진다.
①은 1차 탄소 양이온, ②, ④, ⑤는 2차 탄소양이온이 형성된다.
참고) 물론 ⑤번 화합물은 2차 탄소 양이온 중간체가 형성된 뒤 수소 음이온의 자리옮김으로 3차 탄소 양이온으로 전환될 수 있으나 반응 속도적인 측면에서 보면 ③번 화합물에 비해 3차 탄소 양이온 중간체가 만들어지는 속도가 느리다.

21 ③
화합물 X는 수소모자람지수가 (20-14)/2=3인 물질이며, 수소 첨가반응에 의해 수소가 2개만 증가했으므로 이중결합이 하나만 존재하는 화합물임을 알 수 있다.

22 ①

알켄에 대한 수소화 붕소 첨가/산화반응이므로 anti-Markovnikov 규칙에 따라 진행되는 반응이다. 따라서, 수소가 많은 탄소에 OH가, 수소가 적은 탄소에 H가 첨가되는 생성물이 얻어진다.

23 ③

산 촉매 하에서의 수화반응이므로 Markovnikov 규칙에 따라 진행되는 반응이므로 수소가 많은 탄소에 H가, 수소가 적은 탄소에 OH가 첨가되는 생성물이 얻어진다. 이 때 syn, anti 첨가 생성물이 모두 만들어지므로 입체화학은 논하지 않는다.

24 ③

산 촉매 하에서의 수화반응이므로 Markovnikov 규칙에 따라 진행되는 반응이므로 수소가 많은 탄소에 H가, 수소가 적은 탄소에 OH가 첨가되는 생성물이 얻어진다. 이 때 syn, anti 첨가 생성물이 모두 만들어지므로 두 종류의 생성물이 얻어진다. 단, 공격하는(혹은 첨가되는) 위치의 바로 옆에 이웃한 치환기에 대한 입체 장애의 영향까지 고려해야하므로 반응의 주생성물은 3번이 된다.

25 ②

할로하이드린은 고리 중간체를 거치며, anti-첨가로 진행된다. 또한 Markovnikov 규칙에 따라 진행되는 반응이므로 수소가 많은 탄소에 Br이, 수소가 적은 탄소에 OH가 첨가되는 생성물이 얻어진다.

26 ②

Markovnikov 규칙에 따라 진행되는 할로젠화 수소 첨가반응이며, 3차 탄소 양이온 중간체의 이웃한 치환기에 대한 입체 장애의 영향까지 고려해야 하므로 반응의 주생성물은 2번이 된다.

27 ④

할로하이드린은 고리 중간체를 거치며, anti-첨가로 진행된다. 또한 Markovnikov 규칙에 따라 진행되는 반응이므로 수소가 많은 탄소에 Br이, 수소가 적은 탄소에 OH가 첨가되는 생성물이 얻어진다.

28 ④

9-BBN은 BH_3와 같은 용도로 사용되어지는 시약으로 anti-Markovnikov 규칙과 syn-첨가반응에 따라 얻어지는 생성물의 수율을 더 높일 수 있다는 장점이 있다. 이 반응은 수소화 붕소 첨가/산화반응이므로 수소가 많은 탄소에 OH가, 수소가 적은 탄소에 H가 첨가되는 생성물이 얻어진다.

29 ④

주어진 반응의 생성물을 통해 anti-Markovnikov 규칙을 따르는 수화반응이고, syn-첨가로 진행됨을 알 수 있으므로 수소화 붕소 첨가/산화 반응에 해당하는 시약을 사용해야 한다.

Ⅳ · 작용기 변환 및 유기 반응

30 ①
생성물은 할로젠화 반응에 의해 얻어진 물질이므로 알켄에 대한 할로젠화 반응을 위해 먼저 출발물질을 이용해서 알켄을 만들어야 한다. 따라서, 염기를 이용한 할로젠화 수소 제거 반응을 한 뒤 만들어지는 알켄을 Br_2로 처리하면 된다.

31 ②, ③
가오존 분해 반응이며 고리 중간체인 분자 오존화물과 오존화물을 차례로 거쳐 진행된다. 생성물을 예측할 때에는 이중결합을 끊고 그 자리에 산소를 붙이면 된다.

32 ①
출발물에서 고리 접합 탄소의 수소가 쐐기 형태로 되어 있으므로 두 개의 5각 고리는 'ㅅ'자로 접힌 형태이다. 따라서, 고리의 아래쪽은 입체장애가 크므로 위쪽에서 anti-Markovnikov 규칙에 따라 수소가 많은 탄소로 수소가, 수소가 적은 탄소로 하이드록시기가 첨가되는 수소 붕소 첨가 후 산화 반응이 일어난다.

33 ①
문제에서 주어진 반응은 알켄과 OsO_4와의 반응을 통해 syn-diol을 합성하는 반응이다.

34 ④
수소화열은 다중 결합의 수가 많을수록 증가한다. 단, 이성질체에 대해서는 수소화열을 이용하여 안정성을 판단할 수 있으며, 안정할수록 수소화열은 작다. 4번과 같은 연이은 다이엔(cumulated diene)은 탄소 간 이중결합이 2개 존재하고, 전자구름 간의 반발 때문에 가장 불안정하므로 수소화열이 가장 크다. 반면 5번과 같은 컨쥬게이션 되어 있는 다이엔은 전자의 분산으로 인해 안정하므로 수소화열이 가장 작다.

35 ⑤
탄소의 개수가 14개이면 수소는 최대 30개가 있어야 한다. 현재 수소는 20개이므로 수소모자람지수를 계산하면 (30-20)/2=5이다. 문제에서 화합물 A를 수소기체와 반응시키면 수소의 수는 총 4개 증가하므로 고리가 3개, 이중결합이 2개 혹은 고리가 4개, 삼중결합이 한 개 있음을 알 수 있다.

36 ①
알켄에 할로젠화 수소 첨가 반응은 Markovnikov 규칙에 따라 진행되는 반응이므로 수소가 많은 탄소에 H가, 수소가 적은 탄소에 Cl이 첨가되는 생성물이 얻어진다.

37 ③
브로민화 반응은 고리 중간체를 거치는 반응이므로 anti-첨가로 진행된다.

38 ②
할로하이드린은 고리 중간체를 거치며, anti-첨가로 진행된다. 또한 Markovnikov 규칙에 따라 진행되는 반응이므로 수소가 많은 탄소에 Br이, 수소가 적은 탄소에 OH가 첨가되는 생성물이 얻어진다.

39 ②
알켄에 할로젠화 수소 첨가 반응은 Markovnikov 규칙에 따라 진행되는 반응이므로 수소가 많은 탄소에 H가, 수소가 적은 탄소에 Cl이 첨가되는 생성물이 얻어진다.

40 ①
수소가 많은 탄소에 H가 첨가되어 만들어지는 탄소 양이온 중간체의 차수는 3차가 된다.

41 ①
알켄의 산 촉매 수화반응이며, 탄소 양이온 중간체를 H_2O이 공격할 때에는 입체 장애의 차이가 없기 때문에 어느 방향으로 첨가되든 무관하다. 그러나 생성물의 안정성을 고려하면 OH가 CH_3에 비해 1,3-diaxial interaction이 작기 때문에 CH_3가 axial에 배치되는 것보다 OH가 axial에 배치되는 것이 바람직하다.

42 ④
알켄에 할로젠화 수소 첨가 반응은 Markovnikov 규칙에 따라 진행되는 반응이므로 수소가 많은 탄소에 H가, 수소가 적은 탄소에 Cl이 첨가되는 생성물이 얻어진다.

43 ⑤
알켄에 할로젠화 수소 첨가 반응은 Markovnikov 규칙에 따라 진행되는 반응이므로 수소가 많은 탄소에 H가 첨가되어 만들어진 3차 탄소 양이온에 Cl이 첨가되는 생성물이 얻어진다.

44 ④
알켄에 할로젠화 수소 첨가 반응은 Markovnikov 규칙에 따라 진행되는 반응이므로 수소가 많은 탄소에 H가, 수소가 적은 탄소에 Cl이 첨가되는 생성물이 얻어진다.

45 ④
d 탄소에 수소가 첨가되면 c 자리에 3차 탄소 양이온이 만들어진다. 안정한 탄소 양이온 중간체가 만들어지는 경로가 가장 우세하다.

46 ②
산 촉매 수화반응 시 탄소 양이온 중간체를 공격하는 친핵체는 H_2O이다.

47 ⑤
알켄의 할로젠화 반응은 고리 중간체(다리걸친 할로늄이온 중간체)를 거쳐서 반응이 진행된다.

48 ②
1, 3, 5는 각각의 메커니즘이 진행되는 과정의 전이 상태(transition state, TS)에 해당되고 2, 5는 각각 탄소 양이온 중간체와 알킬 옥소늄 이온 중간체에 해당된다.

IV · 작용기 변환 및 유기 반응

49 ③
알켄의 할로젠화 반응은 고리 중간체(다리걸친 할로늄이온 중간체)를 거쳐서 반응이 진행된다. 할로늄이온 중간체는 탄소 양이온 중간체보다 안정하다.

50 ②
ㄱ. Markovnikov 규칙에 따라 진행되는 할로젠화 수소첨가 반응으로 주생성물에 대한 표현이 옳다.
ㄴ. Markovnikov 규칙에 따라 진행되는 산 촉매 수화반응으로 주생성물은 3-methylpentan-3-ol이 얻어져야 하므로 생성물에 대한 표현이 잘못 되었다.
ㄷ. 알켄의 할로젠화 반응으로 이웃자리 이할로젠화물이 얻어져야 하므로 생성물에 대한 표현이 잘못 되었다.
ㄹ. Markovnikov 규칙에 따라 진행되는 할로하이드린 생성 반응으로 주생성물에 대한 표현이 옳다.

51 ②
알켄에 HBr 첨가반응 시 반응 전후에 산화수의 변화가 없으므로 산화 반응이 아니다.

52 ③
산화 준위 = C-O(또는 C-N, 또는 C-X의 결합수)-C-H의 결합수이므로

사이클로헥산올: $1-11=-10$
사이클로헥센: -10
사이클로헥산온: $2-10=-8$
사이클로헥산: -12

따라서, C > B = A > D

53 ①, ②
알켄을 과산소산과 반응시키면 syn-첨가 반응에 의해 에폭시화물(에폭사이드)이 얻어진다.

54 ②
에폭시화 반응으로부터 만들어진 에폭사이드의 염기 조건 가수분해로 anti-diol이 라세미 혼합물로 얻어진다.

55 ③
cis-but-2-ene과 mCPBA의 syn-첨가반응으로 생성되는 화합물은 에폭사이드이다. 생성물은 입체중심 탄소가 2개이고 분자 내 대칭면이 존재하므로 메조 화합물이다.

56 ③
알켄은 OsO_4와 반응하여 syn-diol로 전환된다.

57 ②

가오존 분해 반응에 의한 생성물을 예측하려면 이중결합을 끊은 자리에 산소를 붙이면 된다. 생성물은 다음과 같다.

58 ③

알켄에 $KMnO_4$를 염기성 조건 하에서 처리하면 syn-첨가에 의한 syn-diol이 얻어진다.

59 ①

생성물의 두 카보닐기에서 산소를 제거하고 이중결합끼리 이어주면 가오존 분해 반응이 일어나기 전 반응물을 예측할 수 있다.

60 ⑤

$KMnO_4$는 차가운 묽은 염기 수용액에서 알켄과 반응하여 syn-diol을 생성하므로 중간 생성물로 알켄이 필요하다. t-BuO⁻와 같은 염기를 이용하여 E2 메커니즘에 따라 할로젠화 수소 제거반응을 통해 알켄이 만들어질 수 있으므로 반응물 R에 적당한 물질은 할로젠화 알킬이다.

61 ①

알켄으로부터 syn-diol을 합성하려면 OsO_4와 반응시키거나 $KMnO_4$를 염기성 조건 하에서 처리하면 된다.

62 ③

trans-alkene에 과산소산을 처리하여 에폭사이드를 만든 후 염기 조건 하에서 에폭사이드의 고리열림(가수분해) 반응을 해주면 anti-diol이 얻어진다.

63 ④

가오존 분해 반응에 의한 결과는 아래와 같다.

64 ①

가오존 분해반응의 생성물을 찾는 문제로 이중결합을 끊은 자리에 산소를 붙여주면 쉽게 생성물을 찾을 수 있다.

IV. 작용기 변환 및 유기 반응

65 ④
알켄을 과산소산과 반응시키면 syn-첨가 반응에 의해 에폭시화물(에폭사이드)이 얻어진다.

66 ①
alkane은 포화 탄화수소로 더 이상 환원될 수 없다. alkene은 alkane으로, alkyne은 alkene 혹은 alkane으로 환원될 수 있으며 carboxylic acid는 aldehyde 혹은 1차 alcohol로, ketone은 2차 알코올로 환원될 수 있다.

67 ④
반응 전·후 산화수의 변화를 통해 산화수가 증가하면 산화, 산화수가 감소하면 환원되었다 판단할 수 있다. 그러나 4번 보기의 methane은 포화 탄화수소이므로 물과 반응할 수 없으므로 산화반응도, 환원반응도 아니다.
참고로, 벤젠은 100~200atm 하에서 Pd, Ni을 이용하여 cyclohexane으로 환원시킬 수 있으며, 2~3atm 하에서 Pt, 상온·상압에서 Rh를 이용해도 cyclohexane으로 환원시킬 수 있다.

68 ③
Na(sodium)은 alkyne을 trans-alkene으로 환원시키는 금속-암모니아 환원반응에 사용하는 금속이다.

69 ③
탄소의 개수가 8개인 화합물이 가질 수 있는 최대 수소의 개수는 18개이고, 현재 가지고 있는 수소의 개수는 12개이므로 수소 모자람 지수를 계산하면, (18-12)/2=3이다. 또한 수소첨가 반응 시 수소의 개수는 14개로 2개 증가하므로 이중결합이 1개 있음을 알 수 있다. 따라서, 화합물 X는 이중결합 1개와 2개의 고리를 가진다는 것을 알 수 있다.

02 알카인

70 ①
말단 알카인 수소의 pKa값은 25이고, 이 수소를 제거하기 위해서 KOH를 사용했을 때 생성되는 물 분자의 pKa값은 15.74이므로 역반응이 우세해지기 때문에 주어진 반응을 제대로 진행시키기 어렵다. 따라서 $NaNH_2$ 또는 KNH_2와 같은 더 강한 염기를 사용해야한다.

71 ⑤
생성물로 cis-alkene이 얻어졌으므로 금속-암모니아 환원법이 아닌 Lindlar's Pd 촉매를 이용한 수소 첨가 반응을 해야 한다. Na/NH_3(금속-암모니아 환원법)로 반응하면 trans-alkene이 얻어진다.

72 ③

IUPAC 체계에 따라 명명하면 삼중결합을 포함한 가장 긴 탄소 사슬이 모체가 되며 알파벳 순서에 따라 명명하면 다음과 같다.

2,7-dimethylnon-4-yne

73 ①

산성도(acidity)는 양성자(H^+)가 이탈한 후 형성되는 음이온의 안정성이 클수록, 즉 비편재가 잘 될수록 증가하며, 염기성도(basicity)는 음이온 혹은 전자쌍이 편재될수록 증가한다. 따라서, 문제에서 제시된 탄소 음이온은 혼성의 차이에 따라 s-character가 다르며 일반적으로 s-character가 증가할수록 음이온의 안정성이 증가한다. 따라서, s-character가 작을수록 음이온이 보다 편재되어 염기성도가 증가하게 된다.

74 ④

강염기인 $NaNH_2$에 의해 말단 알카인의 수소가 제거되어 탄소 음이온이 생성된다. 탄소 음이온이 친핵체로 작용하여 bromoethane과 S_N2 메커니즘에 의해 알킬화 반응이 일어나며, 최종적으로 탄소 수가 2개 늘어난 화합물이 생성물로서 얻어진다.

75 ②

말단 알카인의 할로젠화 수소 첨가반응이며, Markovnikov 규칙에 따라 같은자리 이할로젠화물(geminal dihalide)이 생성된다.

76 ③

주어진 반응은 알카인의 수은촉매 수화반응으로 Markovnikov 규칙에 따라 enol이 먼저 만들어진 후 토토머 이성질화(tautomerization)에 의해 빠른 속도로 keto로 전환된다.

77 ②

반응물로 사용된 할로젠화 알킬의 차수는 3차이므로 제거 반응을 선호한다. 아세틸라이드 음이온은 염기로 작용하여 제거 생성물인 알켄(2-methylpropane)과 반응 부산물로 아세틸렌을 생성한다.

78 ②

두 당량의 $NaNH_2$가 사용되었으므로 제거 반응으로 HCl 두 분자가 제거되면서 alkyne이 생성된다.

79 ②

알카인의 알킬화 반응이며, $NaNH_2$에 의해 말단 알카인의 수소가 제거된 후 만들어진 탄소 음이온이 친핵체로 작용하여 1차 할로젠화 알킬과 S_N2 메커니즘에 의해 진행되는 반응이다.

Ⅳ · 작용기 변환 및 유기 반응

80 ①
두 당량의 염기가 사용되었으므로 HCl이 두 당량 소모되어 삼중결합 alkyne이 생성된다.

81 ④, ⑤
alkyne이 cis-alkene으로 전환되었으므로 Lindlar's Pd 촉매 혹은 Ni_2B(nickel boride)를 사용한다.

82 ③
알카인의 알킬화 반응(alkylation)이며, 염기로서 $NaNH_2$를 사용하고 1차 할로젠화 알킬인 ethyl bromide를 사용하여 탄소 사슬을 늘린 후 trans-alkene으로의 환원이 일어나는 반응이다.

83 ③
Lindlar's Pd는 Pd(팔라듐)의 활성을 감소시킨 촉매로 alkyne을 cis-alkene으로 전환 시 사용하는 촉매이다.

84 ③
alkyne이 cis-alkene으로 전환되었으므로 Lindlar's Pd을 촉매로 사용하여 수소를 첨가하는 반응이다. 이때 삼중결합만 이중결합으로 환원되고 이중결합은 단일결합으로 환원되지 않는다.

85 ③
Na(또는 Li)/NH_3는 금속-암모니아 환원법으로 alkyne을 trans-alkene으로 전환시킬 수 있다.

86 ②
$NaNH_2$에 의해 말단 알카인의 산성도가 높은 수소가 제거되어 중간체로서 삼중결합 탄소 음이온이 만들어진다.

87 ④
alkyne의 수은촉매 수화반응으로 Markovnikov 규칙에 따라 enol이 중간 생성물 A로 얻어진 후 토토머 이성질화에 의해 keto로 전환된다.

88 ⑤
alkyne의 수은촉매 수화반응으로 Markovnikov 규칙에 따라 enol이 중간 생성물 A로 얻어진 후 토토머 이성질화에 의해 keto로 전환된다.

89 ④
alkyne의 수화반응인 hydroboration-oxidation이며, anti-Markovnikov 규칙에 따라 enol이 중간 생성물로 얻어진 후 토토머 이성질화에 의해 keto로 전환된다. anti-Markovnikov 규칙을 따르는 이유는 입체장애 때문이라는 것을 꼭 기억해야한다.

90 ①, ⑤

$CH_3CH_2-Br \quad :C{\equiv}CCH(CH_3)_2 \longrightarrow CH_3CH_2-C{\equiv}CCH(CH_3)_2 \xrightarrow[Pt]{H_2(2moles)} CH_3CH_2-\underset{H\,H}{\overset{H\,H}{C-C}}CH(CH_3)_2$

2-methylhexane

$(CH_3)_2CHCH_2-C{\equiv}C-CH_3 \xrightarrow[NH_3]{Na} (CH_3)_2CHCH_2\underset{H}{\overset{H}{\diagdown}}C{=}C\underset{CH_3}{\overset{}{\diagup}} \xrightarrow[Pt]{H_2(2moles)} CH_3CH_2-\underset{H\,H}{\overset{H\,H}{C-C}}CH(CH_3)_2$

2-methylhexane

91 ⑤

아래 메커니즘처럼 alkene에 HCl의 친전자성 첨가반응이 일어난 뒤 할로젠의 anti-첨가반응이 일어난다.

$CH_2{=}CH-CH{=}CH_2 \xrightarrow{H-Cl} CH_2{=}CH-\overset{+}{CH}-CH_3 \xrightarrow{Cl^-} CH_2{=}CH-\underset{H}{\overset{Cl}{C}}-CH_3 \xrightarrow{Cl_2} \underset{Cl}{\overset{Cl\,H}{CH_2-C-C-CH_3}}$

92 ①

$CH_3CH_2C{\equiv}CH \xrightarrow[2.\,CH_3CH_2Br]{1.\,NaNH_2,\,NH_3} CH_3CH_2C{\equiv}C-CH_2CH_3 \xrightarrow[H_2SO_4]{H_2O,\,HgSO_4} CH_3CH_2\overset{O}{\overset{\|}{C}}CH_2CH_2CH_3$

93 ③

$NaC{\equiv}CH + H_2C{=}CHCH_2CH_2CH_2Br \longrightarrow H_2C{=}CHCH_2CH_2CH_2-C{\equiv}C-H$

↓ 1. NaNH$_2$, NH$_3$
  2. CH$_3$Br

$\diagup\!\!\!\diagdown\!\!\!\diagup\!\!\!\diagdown\!\!\!\diagup \xleftarrow[NH_3]{Na} H_2C{=}CHCH_2CH_2CH_2-C{\equiv}C-CH_3$

94 ⑤

$HC{\equiv}CH \xrightarrow[NH_3]{NaNH_2} HC{\equiv}C:^- \xrightarrow{CH_3CH_2CH_2Br} CH_3CH_2CH_2-C{\equiv}C-H$
         A   **B**

↓ H$_2$, Lindlar Pd

$\underset{OH}{CH_3CH_2CH_2CHCH_2Br} \xleftarrow[H_2O]{Br_2} CH_3CH_2CH_2-\underset{H}{\overset{}{C}}{=}\underset{H}{\overset{}{C}}-H$
P   **C**

IV. 작용기 변환 및 유기 반응

95 ①
말단 alkyne의 가오존 분해반응은 산화성 분해반응으로 삼중결합 탄소에 알킬기가 연결된 곳은 카복실산으로, 수소만이 연결된 부분은 CO_2로 분해된다.

96 ④
출발물질은 hept-3-yne의 가오존 분해반응으로 삼중결합이 끊기는 자리를 모두 카복실산으로 바꾸면 왼쪽은 propanoic acid, 오른쪽은 butanoic acid로 분해된다.

97 ③
오존에 의한 alkyne의 산화성 분해 반응이므로 삼중결합이 끊기는 자리를 카복실기로 바꾸면 두 개의 벤조산이 얻어진다.

98 ④
오존에 의한 alkyne의 산화성 분해 반응이므로 삼중결합이 끊기는 자리를 카복실기로 바꾸면 된다. 단, 말단 alkyne은 CO_2로 분해된다.

99 ③, ④
alkene과 alkyne의 산화성 분해반응 모두 이중결합과 삼중결합이 끊기는 자리를 카복실기로 바꾸면 된다. 단, 이중결합 탄소에 수소만이 연결되어 있거나 삼중결합 탄소에 수소만이 연결된 부분은 CO_2로 분해된다.

100 ②
삼중결합 탄소가 끊긴 자리를 카복실기로 바꾸면 된다. ①, ③, ⑤는 말단 alkyne이 존재하므로 산화성 분해 반응 시 CO_2가 발생하게 된다. ④는 butanoic acid가 두 분자가 만들어진다.

101 ③
삼중결합 탄소가 끊긴 자리를 카복실기로 바꿨을 때 동일한 두 개의 2-methylbutanoic acid가 생성되는 반응을 찾는다.

102 ②
Lindlar's Pd는 alkyne을 cis-alkene으로 환원시키는 시약이다.

103 ⑤
Lindlar's Pd에 의해 cis-alkene으로 환원되고, 염소화 반응으로 2,3-dichloropentane을 합성할 수 있는 반응물은 pent-2-yne이다.

104 ③
반응물인 pent-1-yne은 말단 alkyne이므로 금속-암모니아 환원 반응에 의해 pent-1-ene으로 전환된다.

105 ⑤
반응물인 pent-2-yne은 말단 alkyne이므로 금속-암모니아 환원 반응에 의해 trans-pent-2-ene으로 전환된다.

106 ④
반응물인 pent-2-yne은 말단 alkyne이므로 Lindlar's Pd에 의해 cis-pent-2-ene으로 전환된다.

107 ④
Lindlar's Pd는 alkyne을 cis-alkene으로 환원시키는 시약이다.

108 ③

$$\text{CH}_3\text{-C}\equiv\text{CH} \xrightarrow[\text{HgSO}_4]{\text{H}_2\text{SO}_4,\ \text{H}_2\text{O}} \underset{\text{enol}}{\text{CH}_2=\text{C(OH)CH}_3} \rightleftharpoons \underset{\text{keto}}{\text{CH}_3\text{COCH}_3}$$

109 ②
금속-암모니아 환원법에 의해 alkyne은 trans-alkene으로 전환된다.

110 ④
알카인의 알킬화반응(alkylation)이며, 염기로서 $NaNH_2$를 사용하여 알카인의 말단 수소를 제거한 후 생성된 탄소 음이온을 A(ethyl halide)와 반응시켜 1-butyne을 만들었다. 1-butyne에 $NaNH_2$를 사용하여 말단 수소를 제거하고 얻어진 탄소 음이온(B)을 CH_3Br과의 S_N2 반응으로 2-pentyne을 만든 후 C(Na/NH_3)를 이용하여 trans-2-pentene으로 만들었다. 만들어진 trans-2-pentene에 CH_3CO_3H(과산소산)으로 에폭시화 반응을 하여 D를 만들었다. 이때 최종생성물 D는 라세미 혼합물로 얻어진다.

111 ③
butyl chloride는 1차 할로젠화 알킬이고 입체장애가 작으므로 치환반응을 선호한다. 아세틸라이드 음이온은 강한 친핵체와 강한 염기 역할을 동시에 수행할 수 있으므로 메커니즘은 치환반응(S_N2)으로 진행된다.

112 ②
cyclohexyl bromide는 2차 할로젠화 알킬이고 입체장애가 크므로 제거반응을 선호한다. 말단 알카인으로부터 생성된 음이온은 강한 친핵체와 강한 염기 역할을 동시에 수행할 수 있으므로 메커니즘은 제거반응(E2)으로 진행된다.

113 ④
acetylene의 말단 수소가 강염기인 NaH(sodium amide)에 의해 제거되어 생성된 탄소 음이온이 1차 할로젠화 알킬(isobutyl chloride)과 반응하면 S_N2 메커니즘으로 진행되며 치환 생성물을 얻는다.

Ⅳ · 작용기 변환 및 유기 반응

114 ①
출발물이 NaH, ⁻NH$_2$와 같은 강염기에 의해 말단 알카인의 수소가 제거되고 음이온이 생성된 뒤 1차 할로젠화 알킬과 반응하면 S$_N$2 메커니즘에 의해 치환 생성물(P1)이 얻어지고, 3차 할로젠화 알킬과 반응하면 E2 메커니즘에 의해 제거 생성물(P2)이 얻어진다.

03 할로젠화 알킬

115 ②
IUPAC 명명법에 따라 가장 긴 사슬이 주 사슬이며 치환기의 위치에 대한 번호가 동일하고 우선순위도 동일한 알킬기와 할로젠이므로 알파벳이 앞서는 Cl의 번호가 작아지게 붙인 후, 알파벳의 순서에 따라 명명하면 된다.

(S)-2-chloro-5-methylhexane

116 ⑤
IUPAC 명명법에 따라 가장 긴 사슬이 주 사슬이며 2번, 5번 자리에 Br이 두 개이므로 dibromo, 4번 자리에 methyl이므로 알파벳 순서에 따라 명명하면 된다. 이 때, di는 숫자 접두사이므로 순위에 포함시키지 않는다.

2,5-dibromo-4-methyloctane

117 ①
IUPAC 명명법에 따라 가장 긴 사슬이 주 사슬이며 2번 자리에 Br이 있으므로 2-bromo, 4번 자리에 isopropyl, 2번, 6번 탄소에 CH$_3$가 두 개 있으므로 2,6-dimethyl이고 주사슬은 octane이므로 알파벳 순서에 따라 명명하면 된다. 이 때, di는 숫자 접두사이므로 순위에 포함시키지 않고 iso는 모양을 나타내므로 순위에 포함시킨다.

2-bromo-4-isopropyl-2,6-dimethyloctane

118 ④
주어진 반응은 S$_N$2 메커니즘으로 진행되므로 할로젠화 알킬(기질)과 친핵체의 농도 모두가 반응속도에 영향을 준다. 따라서, 기질과 친핵체의 농도를 모두 두 배 증가시키면 반응속도는 4배 증가한다.

119 ①
2차 치환 반응 속도식은 S_N2 반응을 의미하며, S_N2 반응의 기질에 따른 반응속도는 이탈기가 모두 동일하므로 입체 장애가 작고 전자밀도가 작을수록 증가한다.

120 ⑤
1차 치환 반응 속도식은 S_N1 반응을 의미하며, S_N1 반응의 기질에 따른 반응속도는 이탈기가 모두 동일하므로 탄소 양이온 중간체의 안정성이 클수록 증가한다.

121 ①
S_N2 반응에서는 극성 비양성자성 용매(polar protic solvent)를 사용할수록 친핵성도가 증가하기 때문에 극성 양성자성 용매인 methanol을 극성 비양성자성 용매인 DMSO로 바꾸면 반응속도는 증가한다.

122 ①
S_N2 반응에서 이탈기가 좋을수록 반응속도가 증가한다.
좋은 이탈기의 순서는 $F^- < Cl^- < Br^- < I^- < ^-OMs < ^-OTs < ^-OTf$ 이다.

123 ②
size가 클수록 음이온이 안정하고, 음이온이 안정할수록 좋은 이탈기이다. 따라서, I^-가 가장 좋은 이탈기이다.

124 ⑤
acetate 음이온은 공명이 가능하므로 안정한 음이온이고 따라서, 좋은 이탈기이다.

$$\left[\begin{array}{c} ^-O-\overset{O}{\underset{\|}{C}}-CH_3 \end{array} \longleftrightarrow \begin{array}{c} O=\overset{O^-}{\underset{|}{C}}-CH_3 \end{array} \right]$$

125 ①, ③, ⑤
DMF(①), HMPA(③), acetonitrile(⑤), DMSO, THF, acetone은 극성 비양성자성 용매(polar aprotic solvent)이고, $H_2O, CH_3CH_2OH, CH_3COOH$, 는 극성 양성자성 용매(polar protic solvent)이다.

126 ①
수소결합이 가능한 음이온(N, O F)들은 극성 양성자성 용매(polar protic solvent)에 의해 solvent cage가 형성되므로 친핵성도는 감소하게 된다. 친핵성도가 크려면 수소결합을 할 수 없어야 한다.

127 ①, ⑤
DMF, HMPA는 극성 비양성자성 용매(polar aprotic solvent)이고, $H_2O, CH_3CH_2OH, CH_3COOH$, 는 극성 양성자성 용매(polar protic solvent)이다.

IV. 작용기 변환 및 유기 반응

128 ④
같은 주기에서 전기음성도가 작은 원자일수록 친핵성도와 염기성도는 비례하여 증가한다. 따라서, 극성 비양성자성 용매(polar aprotic solvent)에서 친핵성이 가장 큰 원자는 탄소 음이온이다.

129 ④
S_N2 반응에서 극성 비양성자성 용매는 친핵체의 안정성을 감소시키므로 친핵체를 불안정하게 만들어 에너지를 상승시키고 활성화 에너지를 감소시키며 따라서 S_N2 반응에 대한 반응속도를 증가시킨다.

130 ③
① S_N1 반응은 탄소 양이온 중간체를 거치는 다단계 반응이다.
② 탄소 양이온 중간체 생성단계가 속도 결정단계이고, 좋은 이탈기일수록 탄소 양이온 중간체가 만들어지는 속도가 빠르므로 이탈기에 따라 반응 속도가 달라진다.
④ 물, 알코올과 같은 극성 양성자성 용매는 탄소 양이온 중간체를 수화시켜 안정성을 높여준다.
⑤ aryl halide와 vinyl halide는 탄소 양이온 중간체를 생성할 수 없으므로 S_N1 반응을 할 수 없다.

131 ④
S_N1 메커니즘은 탄소 양이온 중간체를 거쳐 진행되는 다단계 반응이며, 탄소 양이온 중간체가 만들어지는 단계가 반응 속도 결정단계이므로(rds)이므로 탄소 양이온이 안정할수록, 이탈기가 좋을수록 반응성이 증가한다. 따라서, 3차 기질에서 반응성이 좋으며, H_2O, CH_3CH_2OH과 같은 극성 양성자성 용매를 사용한다. 극성 양성자성 용매는 탄소 양이온 중간체의 안정성을 증가시키므로 전이 상태의 에너지와 활성화 에너지를 모두 낮춰줘서 결국 S_N1 반응속도를 증가시켜준다.

132 ④
① 1차 할로젠화 알킬이나 입체장애가 ⑤보다 크다.
② OH는 나쁜 이탈기이다.
③ 1차 할로젠화 알킬이지만 입체장애가 ①보다 크고, 2차 할로젠화 알킬보다 S_N2 반응이 일어나기 어렵다.
④, ⑤ 1차 할로젠화 알킬이고 Cl보다 Br이 더 좋은 이탈기이므로 KCN과 S_N2 반응을 가장 잘하는 것은 ④이다.

133 ①
① 1차 할로젠화 알킬이므로 S_N2 반응 속도가 빠르다.
② 2차 할로젠화 알킬이므로 S_N2 반응 속도가 1차 보다 느리다.
③ 입체 장애가 큰 3차 할로젠화 알킬이므로 S_N2 반응이 일어나지 않는다.
④, ⑤ aryl halide와 vinyl halide는 친핵체의 공격을 받는 탄소의 혼성이 sp^2이므로 S_N2 반응을 할 수 없다.

134 ①, ②
할로젠화 알킬의 차수는 3차이고, 극성 양성자성 용매인 alcohol이 용매이자 친핵체로 사용되었으므로 S_N1 메커니즘으로 진행된다. 이탈기가 먼저 제거된 후 3차 탄소 양이온 중간체를 거치므로 친핵체는 평면 구조인 탄소 양이온중간체의 위, 아래를 같은 확률로 공격하므로 두 개의 거울상 이성질체가 같은 비율로 존재하는 라세미 혼합물이 생성물로 얻어진다.

135 ②
할로젠화 알킬의 차수는 2차이므로 제거반응을 선호하지만, NaCN(sodium cyanide)가 강한 친핵체이면서 약한 염기이므로 S_N2 반응이 주반응으로 진행된다.

136 ①
할로젠화 알킬의 차수는 1차이므로 치환반응을 선호하고, NaSH가 강한 친핵체이면서 약한 염기이므로 반응은 치환 반응으로 진행되며, 강한 친핵체이므로 S_N2 반응이 주반응으로 진행된다. 따라서, 반응물의 입체배열 S가 R로 반전이 일어난 구조를 찾으면 된다.

137 ①, ②
할로젠화 알킬의 차수는 3차이고, 극성 양성자성 용매인 alcohol이 용매이자 친핵체로 사용되었으므로 S_N1 메커니즘으로 진행된다. 이탈기가 먼저 제거된 후 3차 탄소 양이온 중간체를 거치므로 친핵체는 평면 구조인 탄소 양이온중간체의 위, 아래를 같은 확률로 공격하므로 두 개의 거울상 이성질체가 같은 비율로 존재하는 라세미 혼합물이 생성물로 얻어진다.

138 ②
할로젠화 알킬의 차수는 2차이므로 제거반응을 선호하지만, KCN(potassium cyanide)가 강한 친핵체이면서 약한 염기이므로 S_N2 반응이 주반응으로 진행된다.

139 ③
$NaOCH_2CH_3$는 강한 친핵체이면서 강한 염기이므로 치환반응(S_N2)과 제거반응(E2)이 모두 가능하고 생성물은 이중결합이 생성되지 않았으므로 이 반응은 치환 반응이 일어났다 볼 수 있다. 따라서, 반응에 참여한 할로젠화 알킬(R)의 차수는 1차가 되어야 한다.

140 ①
두 개의 혼합물이 생성되었으므로 반응은 탄소 양이온 중간체를 거치는 S_N1 메커니즘으로 진행되었다. 따라서, 3차 탄소 양이온 중간체를 생성할 수 있는 3차 할로젠화 알킬이 반응물(R)이다.

141 ②
KCN(potassium cyanide)는 강한 친핵체이므로 반응은 S_N2 메커니즘에 따라 진행되었다. 따라서, 좋은 이탈기를 가지며 생성물의 입체배열(R)과 반대인 S-입체배열을 가지는 할로젠화 알킬이 반응물(R)이 된다.

142 ④
할로젠화 알킬의 차수는 2차이므로 제거반응을 선호하지만, $NaSCH_3$(sodium methylthiolate)가 강한 친핵체이면서 약한 염기이므로 S_N2 반응이 주반응으로 진행된다. 따라서, trans에서 cis로 입체배열의 반전이 일어난다.

IV. 작용기 변환 및 유기 반응

143 ①
할로젠화 알킬의 차수는 2차이므로 제거반응을 선호하고, NaOCH$_3$(sodium methoxide)는 강한 친핵체이면서 강한 염기이므로 치환반응(S$_N$2)과 제거반응(E2)이 모두 가능하다. 따라서, E2 반응이 주반응으로 진행된다. 이 때 이탈기인 Br과 안티-준평면 관계에 있는 수소만이 제거될 수 있다는 점에 유의한다.

144 ②
할로젠화 알킬의 차수는 2차이므로 제거반응을 선호하고, NaOCH$_3$(sodium methoxide)는 강한 친핵체이면서 강한 염기이므로 치환반응(S$_N$2)과 제거반응(E2)이 모두 가능하다. 따라서, E2 반응이 주반응으로 진행된다. 이 때 이탈기인 Br과 안티-준평면 관계에 있는 수소만이 제거될 수 있다는 점에 유의한다.

145 ②
할로젠화 알킬의 차수는 2차이므로 제거반응을 선호하고, NaOCH$_2$CH$_3$(sodium ethoxide)는 강한 친핵체이면서 강한 염기이므로 치환반응(S$_N$2)과 제거반응(E2)이 모두 가능하다. 따라서, E2 반응이 주반응으로 진행된다. 이 때 이탈기인 Br과 안티-준평면 관계에 있는 수소만이 제거될 수 있다는 점에 유의한다.

146 ②
할로젠화 알킬의 차수는 2차이므로 제거반응을 선호하고, NaOCH$_3$(sodium methoxide)는 강한 친핵체이면서 강한 염기이므로 치환반응(S$_N$2)과 제거반응(E2)이 모두 가능하다. 따라서, E2 반응이 주반응으로 진행된다. 이 때 이탈기인 Cl과 안티-준평면 관계에 있는 수소만이 제거될 수 있다는 점에 유의한다.

147 ①
할로젠화 알킬의 차수는 2차이므로 제거반응을 선호하고, NaOCH$_3$(sodium methoxide)는 강한 친핵체이면서 강한 염기이므로 치환반응(S$_N$2)과 제거반응(E2)이 모두 가능하다. 따라서, E2 반응이 주반응으로 진행된다. 이 때 이탈기인 Cl과 안티-준평면 관계에 있는 수소만이 제거될 수 있다는 점에 유의한다.

148 ②
KOC(CH$_3$)$_3$(potassium t-butoxide)는 부피가 매우 큰 염기이므로 차수가 상대적으로 낮은, 바깥으로 노출되어 있는 수소 제거를 더 선호한다. 따라서, E2 메커니즘으로 1차 수소를 제거하여 anti-Zaitsev 규칙(Hofmann 규칙)을 따르는 덜 치환된 알켄을 주생성물로 얻는다.

149 ①
할로젠화 알킬의 차수는 2차이므로 제거반응을 선호하고, KOC(CH$_3$)$_3$(potassium t-butoxide)는 비친핵성 염기이므로 이탈기인 Cl과 안티-준평면 관계에 있는 수소가 제거되는 E2 메커니즘으로 반응이 진행된다.

150 ②
$^+$NMe$_3$는 부피가 큰 이탈기이므로 염기의 부피가 크지 않더라도 차수가 상대적으로 낮은 수소 제거를 더 선호한다. 따라서, E2 메커니즘으로 1차 수소를 제거하여 anti-Zaitsev 규칙(Hofmann 규칙)을 따르는 덜 치환된 알켄을 주생성물로 얻는다.

151 ①

E2 메커니즘에 의해 진행되는 반응이며 주어진 구조에서 H와 Cl는 anti-periplanar 관계에 있다. 따라서, $NaOCH_3$에 의해 제거반응이 진행된다. 그 결과 쐐기는 쐐기끼리 같은 쪽에 배치하고, 대쉬는 대쉬끼리 같은 쪽에 배치하면 ①과 같은 생성물이 얻어진다. 이 때, ①은 (Z)이며, ②는 (E)이므로 안정성은 (E)가 우세하다.

152 ①

주어진 할로젠화 알킬과 KCN의 반응은 알릴자리에서 일어나는 S_N2 반응이다. 바이닐 자리는 S_N1, S_N2, E1 반응이 불가능하며, E2 반응은 가능하지만 주어진 시약은 강한 친핵체이면서 약염기이므로 E2 메커니즘으로 진행되기보다는 S_N2가 우세하다.

153 ④

주어진 반응은 S_N1 메커니즘으로 진행되며, 3차 할로젠화 알킬에서 가장 잘 일어나므로 주어진 반응물에서 3차 탄소에 있는 Br이 먼저 이탈하면서 아래와 같은 반응과정을 거친다.

154 ④

NaN_3(sodium azide)는 매우 강한 친핵체이므로 S_N2 반응을 선호한다. 이와 반응하는 할로젠화 알킬은 3차와 1차가 같이 있으므로 입체 장애가 없는 1차 자리에서 S_N2 반응이 일어난다.

155 ②

aryl halide에서 Cl과 결합한 탄소의 혼성이 sp^2이므로 S_N2 반응을 하지 못하고, 친핵체로 작용하는 시약에서 산소와 질소 중 전기음성도가 더 작은 질소의 친핵성도가 더 크기 때문에 질소가 친핵체 작용하여 벤질 자리에서 S_N2 반응이 일어나 다음과 같은 치환 생성물을 만든다.

156 ④

염기가 두 당량이 들어가므로 산성도가 더 높은 카복실산의 수소가 먼저 제거되고 싸이올의 수소가 나중에 제거된다. 생성된 음이온 중 친핵성도는 황 음이온이 더 크므로 1차 할로젠화 알킬과 우선적으로 S_N2 반응을 한다.

157 ③

염기가 두 당량이 들어가므로 산성도가 더 높은 카복실산의 수소가 먼저 제거되고 싸이올의 수소가 나중에 제거된다. 이때 아마이드에서 질소와 결합한 수소의 산성도는 매우 낮으므로 염기에 의해 제거되지 않는다. 생성된 음이온 중 친핵성도는 황 음이온이 더 크므로 1차 할로젠화 알킬과 우선적으로 S_N2 반응을 한다.

Ⅳ · 작용기 변환 및 유기 반응

158 ①

159 ①
주어진 시약은 t-BuO-이며, 비친핵성 염기이고 1차 할로젠화 알킬과도 E2 반응을 할 수 있는 강한 염기이지만, 반응물은 S_N2 반응을 매우 잘하는 benzyl halide이며, 이탈기와 함께 제거되는 β-H가 존재하지 않으므로 E2 반응이 일어날 수 없다. 따라서, S_N2 반응이 주반응이 되므로 치환 생성물인 ether가 만들어진다.

160 ③
LDA(Lithium Diisopropyl Amide)는 size가 큰 비친핵성 염기이므로 E2 반응이 절대적으로 우세하게 일어난다.

161 ②
할로젠화 알킬의 차수는 3차이므로 제거반응을 선호하고, 아세트산 음이온은 염기로 사용되었으므로 이 반응은 E1 메커니즘으로 진행된다.

162 ③
할로젠화 알킬의 차수는 3차이므로 제거반응을 선호하지만, 아세트산은 약염기이고 친핵체이면서 용매로 사용되었고, 이 반응은 S_N1 메커니즘으로 진행된다.

163 ①
NaN_3(sodium azide)는 매우 강한 친핵체므로 S_N2 반응을 선호한다. 이와 반응하는 할로젠화 알킬에서 Br과 Cl 중 Br이 더 좋은 이탈기이긴 하지만, Cl가 있는 탄소의 혼성은 sp^3이므로 S_N2 반응이 일어날 수 있는 반면, Br이 있는 탄소의 혼성은 sp이므로 S_N2 반응이 일어날 수 없다. 따라서, 입체 장애가 없는 1차 자리(Cl이 붙은 탄소)에서 S_N2 반응이 일어난다.

164 ①
주어진 반응은 E2 메커니즘으로 진행되며, Cl는 모두 축방향(axial)에 배치가 되어야 한다.

165 ②

할로젠화 알킬의 차수는 3차이고 Br이 이탈되면 매우 안정한 3차 탄소 양이온 및 벤질자리 탄소 양이온이 만들어진다. H_2O는 용매로 사용되어 탄소 양이온 중간체를 수화시켜 안정성을 증가시키고, 또한 친핵체로 작용하므로 탄소 양이온 중간체의 위, 아래를 모두 공격할 수 있으므로 생성물로 라세미 혼합물이 만들어진다.

166 ②

반응 A는 E2로 진행시 syn-periplanar로 진행되는 대표적인 반응물이며, 반응 B는 이탈기와 syn-periplanar 위치에 있는 수소가 존재하지 않으므로 E2 반응이 일어날 수 없다. 또한 다리목 탄소의 수소의 입체 장애로 인해 치환 반응도 일어나기 어렵다.

167 ③

할로젠화 알킬의 차수는 3차이고 Br이 이탈되면 안정한 3차 탄소 양이온이 만들어진다. CH_3OH는 용매로 사용되어 탄소 양이온 중간체를 수화시켜 안정성을 증가시키고, 또한 친핵체로 작용하므로 탄소 양이온 중간체의 위, 아래를 모두 공격할 수 있으므로 생성물로 라세미 혼합물이 만들어진다.

168 ⑤

생성물로 syn-diol이 얻어졌으므로 OsO_4와 반응하기 이전의 중간생성물은 알켄일 것이고, NaOEt와 E2 반응하여 알켄을 만들 수 있는 출발물은 할로젠화 알킬일 것이다.

169 ②

반응물인 할로젠화 알킬의 차수는 3차이고, DBN은 size가 매우 큰 Bulky-base이므로 입체장애가 작은 β-수소를 제거하여 상대적으로 덜 치환된 알켄인 methylenecyclopentane이 주생성물로서 얻어진다.

170 ④

주어진 반응은 S_N2 메커니즘으로 진행되므로 단일단계 반응이고 할로젠화 알킬과 친핵체의 농도가 모두 반응 속도에 관여하므로 할로젠화 알킬과 친핵체의 농도를 모두 두 배 증가시키면 전체 반응속도는 네 배 증가한다.

171 ④

탄소양이온의 안정성은 3차〉2차〉1차 순이다.
①, ②, ⑤는 2차 탄소 양이온, ③은 1차 탄소 양이온이고, ④는 3차 탄소 양이온이다.

172 ④

ㄱ은 2차 탄소 양이온, ㄴ은 3차 탄소 양이온, ㄷ은 1차 탄소 양이온이므로 안정성 순서는 ㄷ < ㄱ < ㄴ이 된다.

173 ④

ㄱ은 1차 알릴 탄소 양이온(2차 탄소 양이온과 유사), ㄴ은 2차 탄소 양이온, ㄷ은 2차 탄소 양이온, ㄹ은 2차 알릴 탄소 양이온(3차 탄소 양이온과 유사)이므로 ㄹ이 가장 안정하다.

Ⅳ 작용기 변환 및 유기 반응

174 ②
짝산의 산성도가 가장 큰 음이온이 가장 좋은 이탈기이다. Cl^-의 짝산은 HCl이므로 가장 강산이 되므로 Cl^-가 가장 좋은 이탈기이다.

175 ①
짝산의 산성도가 가장 큰 음이온이 가장 좋은 이탈기이다. H_2O의 짝산은 H_3O^+이므로 가장 강산이고 따라서, H_2O가 가장 좋은 이탈기이다.

176 ①
극성 양성자성 용매는 양성자(H^+)를 줄 수 있고, 수소결합이 가능한 용매이다.

177 ④
극성 비양성자성 용매는 수소결합이 가능한 수소가 없는 용매를 말하며, ㄱ은 DMSO, ㄷ은 HMPA, ㅁ은 TEA, ㅂ은 DMF라는 약칭으로 사용되는 비양성자성 용매이다.

178 ③
①, ②, ④는 극성 양성자성 용매이고, ③은 DMF로 극성 비양성자성 용매이다. ⑤는 pentane으로 비극성 용매이다.

179 ④
전기음성도가 가장 작은 음이온이 극성 비양성자성 용매에서 가장 강한 친핵체 역할을 한다.

180 ⑤
비교 대상인 친핵체에서 음이온을 가지는 원소가 다른 주기인 경우 polar protic solvent에서는 크기가 클수록 좋은 친핵체이다. F, O와 S, Cl은 서로 다른 주기이므로 크기가 큰 S와 Cl이 더 좋은 친핵체이다. 또한, 같은 주기인 경우 용매와 관계없이 전기음성도가 작을수록 친핵성도가 증가한다. S와 Cl은 같은 주기이므로 가장 좋은 친핵체는 S가 된다. 참고로, ①, ③, ④와 같이 수소결합이 가능한 음이온들은 극성 양성자성 용매에서 solvent cage를 형성하므로 좋은 친핵체가 될 수 없다. 상대적으로 전기음성도가 큰 염소 음이온보다 황 음이온이 더 좋은 친핵체이다.

181 ②
문제에 제시된 음이온들은 모두 같은 주기 원소이다. 따라서, 용매에 따라 친핵성도가 달라지지 않으며 전기음성도가 작을수록 좋은 친핵체가 된다.

182 ③

H_2O, ROH과 같은 극성 양성자성 용매는 중간체로서 생성되는 탄소 양이온을 잘 수화시켜 안정성을 증가시키므로 활성화 에너지를 낮춰주고 결과적으로 S_N1 반응이 빠른 속도로 일어나게 해준다. 따라서, 극성 양성자성 용매의 상대적 비율이 가장 높아야 한다. ①과 ②는 DMSO와 메탄올의 혼합 용액이고, ④는 DMSO, ⑤는 아세톤으로 S_N2 반응의 전용 용매로 사용된다.

183 ②

1차 할로젠화 알킬은 입체장애가 작으므로 치환반응을 선호하고 강한 친핵체와 반응하는 경우 S_N2 메커니즘으로 진행된다.

184 ④

① 안정한 3차 탄소 양이온 중간체를 생성할 수 있는 3차 할로젠화 알킬의 반응성이 가장 크다.
② 좋은 이탈기일수록 탄소 양이온 중간체의 생성 속도가 빨라지므로 이탈기의 능력이 반응 속도에 영향을 준다.
③ 탄소 양이온 중간체가 생성되는 단계가 속도 결정 단계이고, 친핵체는 속도 결정 단계가 아닌 두 번째 단계에서 탄소 양이온을 공격하므로 반응속도에 영향을 주지 않는다. 따라서, 친핵체의 농도가 증가해도 반응속도에는 아무런 영향을 줄 수 없다.
④ S_N1 반응은 탄소 양이온 중간체를 거쳐가므로 친핵체는 평면 구조를 가지는 탄소 양이온의 위, 아래에서 모두 공격이 가능하므로 보존과 반전 생성물이 같이 생성되는 racemization이 일어난다.
⑤ S_N1 반응은 탄소 양이온 중간체를 거쳐 진행되므로 다단계 반응이다.

185 ⑤

3차 탄소 양이온을 생성할 수 있는 3차 할로젠화 알킬이 S_N1 반응 속도가 가장 빠르다.

186 ⑤

물과 알코올 같은 극성 양성자성 용매는 친핵체의 안정성을 증가시키므로 친핵체의 에너지를 낮춘다. 따라서, 활성화 에너지가 증가하게 되고, S_N2 반응 속도는 느려지거나 혹은 일어나지 않게 된다.
반면, DMSO, DMF, HMPA와 같은 극성 비양성자성 용매는 친핵체의 안정성을 감소시키므로 친핵체의 에너지를 높여주고, 활성화 에너지를 감소시켜주므로 S_N2 반응 속도를 빠르게 해준다.

187 ①

할로젠화 알킬의 차수가 작을수록 친핵체의 접근이 쉬우므로 S_N2 반응속도는 증가하게 된다. ㄱ은 2차, ㄴ, ㄷ은 1차 할로젠화 알킬이므로 ㄱ이 가장 느리고, Br은 Cl보다 좋은 이탈기이므로 ㄷ이 가장 빠르다. 따라서, S_N2 반응 속도는 ㄷ > ㄴ > ㄱ 순이 된다.

188 ②, ⑤

3차 할로젠화 알킬로부터 3차 탄소 양이온 중간체가 생성되고, 극성 양성자성 용매인 알코올이 친핵체로 작용하는 S_N1 메커니즘으로 진행된다.

IV · 작용기 변환 및 유기 반응

189 ④
할로젠화 알킬의 차수는 2차이므로 제거반응을 선호하지만, CN^-가 매우 강한 친핵체이면서 약한 염기이므로 이 반응은 S_N2 반응으로 진행되며, 반전 생성물이 얻어진다.

190 ③
친핵체와 탄소와 이탈기는 180° 선형 상에 존재해야하므로 ^-OH의 반대방향에 이탈기가 존재하는 구조를 찾는다.

191 ③
NaCN은 강력한 친핵체이므로 S_N2 반응을 선호하므로 반응물은 1차 할로젠화 알킬을 찾아야한다.

192 ②
할로젠화 알킬은 전기음성도가 큰 할로젠 원자로 인해 탄소가 부분적인 양전하를 띠므로 친핵체의 공격을 받는 친전자체로 작용한다.

193 ①
첫 번째 당량으로 들어온 물 분자는 methyl iodide를 공격하는 친핵체로 작용하고 두 번째 당량으로 들어간 물 분자는 알킬 옥소늄 이온에서 수소 양이온을 제거하는 염기로 작용한다.

194 ④

3차 알코올의 탈수반응으로 3치환 알켄과 2치환 알켄이 혼합물로 생성된다.

195 ⑤
다음과 같이 Cl과 anti-periplanar 위치에 있는 수소를 제거한다.

196 ③
$t-BuO^-$는 size가 매우 큰 비친핵성 염기이므로 입체장애가 작은 가장 자리의 수소를 제거하여 덜 치환된 알켄을 주생성물로 얻는다. 참고로 많이 치환되어 있는 알켄이 주생성물로 얻어지는 규칙을 Zaitsev's rule이라하고, 이와 반대로 덜 치환된 알켄이 주생성물로 얻어지는 규칙을 Hofmann 규칙 또는 anti-Zaitsev's rule이라 한다.

197 ④
주어진 반응은 E2 메커니즘으로 진행되며, NaNH₂가 2당량 사용되었으므로 E2 반응이 두 번 일어나 내부 알카인을 주생성물로 만들게 된다.

198 ⑤
할로젠화 알킬의 차수는 3차이고, t-BuO⁻는 size가 매우 큰 비친핵성 염기이므로 치환반응은 일어나지 않고 제거반응이 절대적으로 우세하다. t-BuO⁻는 입체장애가 작은 가장 자리의 수소를 제거하여 ㄴ과 같은 덜 치환된 알켄을 주생성물로, ㄷ을 부생성물로 얻는다.

199 ①
t-BuO⁻는 size가 매우 큰 비친핵성 염기이므로 치환반응은 일어나지 않고 제거반응이 절대적으로 우세하다.

200 ③
반응속도식이 1차인 제거 반응은 E1 메커니즘으로 진행되며, E1 반응은 탄소 양이온 중간체를 거쳐 가므로 안정한 탄소 양이온 중간체를 생성하는 3차 할로젠화 알킬을 찾으면 된다.

201 ③
3차 할로젠화 알킬은 입체 장애가 크므로 치환반응보다는 제거반응을 선호하고 강염기와 반응 시 E2 메커니즘으로 진행된다. 주어진 선택지에서 ③, ④가 3차 할로젠화 알킬이고 Br 보다 I가 더 좋은 이탈기이므로 ③이 E2 반응이 가장 빨리 일어난다.

202 ③
E2 반응은 수소와 이탈기가 서로 anti-periplaner의 기하구조를 가져야 하고, 3차 할로젠화 알킬에서 잘 일어나며, 단일 단계 반응으로 진행되므로 협동 반응(concerted reaction)이라 한다. 반응 속도식은 2차이며 이탈기가 좋을수록, 염기의 세기가 강해질수록 반응속도는 증가한다.

203 ④
주어진 화합물에서 H_c와 H_d 수소가 Br과 anti-periplaner의 기하구조를 이루고, H_e도 단일결합의 회전에 의해 제거가 가능한 수소이다. H_e와 H_c가 제거되면 2치환 알켄이 얻어지고, H_d가 제거되면 3치환 알켄이 얻어지므로 zaitsev's rule을 고려한다면 더 많이 치환된 알켄을 얻을 수 있는 H_d가 우선적으로 제거되어야 함을 알 수 있다.

Ⅳ · 작용기 변환 및 유기 반응

204 ⑤
E1 반응은 3차 할로젠화 알킬에서 잘 일어나고, 다단계 반응으로 진행되며 1차 속도식을 따른다. 또한 기질의 농도만이 반응속도에 영향을 주며, 이탈기가 좋을수록 반응속도는 증가한다. 이탈기가 먼저 제거되고 탄소 양이온 중간체가 생성되므로 anti-periplanar는 고려할 필요가 없고, zaitsev's rule만 고려하면 된다.

205 ①
zaitsev's rule에 의해 치환기가 많은 알켄일수록 안정하다. ①은 3치환, ②, ③, ④는 2치환, ⑤는 1치환 알켄이다.

206 ⑤
3차 할로젠화 알킬이 H_2O, ROH과 같은 약한 염기 또는 약한 친핵체와 반응하면 탄소 양이온 중간체를 거치는 E1 또는 S_N1 메커니즘으로 진행된다.

207 ④
3차 할로젠화 알킬은 입체장애가 크므로 제거 반응을 선호하고 강한 염기는 제거 반응 중 E2 메커니즘을 선호하므로 할로젠화 알킬과 강한 염기의 협의 하에 E2 메커니즘으로 진행된다.

208 ⑤
2차 할로젠화 알킬이 H_2O, ROH과 같은 약한 염기 또는 약한 친핵체와 반응하면 탄소 양이온 중간체를 거치는 E1 또는 S_N1 메커니즘으로 진행된다. 참고로, 상온에서 반응하면 S_N1 반응이 주반응이 되고, 가온 조건 하에서는 E1 반응이 주반응이 된다.

209 ④
2차 할로젠화 알킬은 치환 반응보다는 제거 반응을 선호하고, 강하고 bulky한 염기는 치환반응보다는 제거 반응을 선호하므로 할로젠화 알킬과 강한 염기의 협의 하에 E2 메커니즘으로 진행된다.

04 컨쥬게이션 다이엔

210 ③

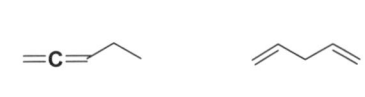
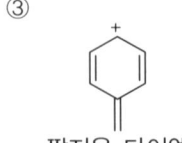

① 연이은 다이엔 cumulated diene
② 고립된 다이엔 isolated diene
③ 짝지은 다이엔 conjugated diene
④ 고립된 다이엔 isolated diene
⑤ 고립된 다이엔 isolated diene

211 ①
공명에 의한 비편재 효과가 클수록 양이온의 안정성은 증가한다.

212 ②
diene의 HBr 첨가반응에서 속도론적 생성물은 상대적으로 저온에서 일어나는 1,2-첨가반응이고, 열역학적 생성물은 상대적으로 고온 조건에서 일어나는 1,4-첨가 반응이다. 그러나 cyclopentadiene의 HBr 첨가반응에서는 속도론적 생성물과 열역학적 생성물의 구조가 동일하다.

213 ③
다이엔은 전자밀도가 높아야 반응성이 증가하고, 친다이엔체는 전자밀도가 부족해야 반응성이 증가한다. 다시 말해, 다이엔의 전자밀도가 높아지면 HOMO의 에너지 준위가 높아지고, 친다이엔체는 전자밀도가 부족하면 LUMO의 에너지 준위가 낮아지면서 HOMO와 LUMO간의 gap이 작아지면서 상호작용을 잘해 반응이 잘 일어난다. [4+2] 반응은 열 조건에서 진행되고, [2+2] 반응은 빛 조건에서 진행된다.

214 ②
속도론적 지배(kinetics control)는 저온 조건에서 반응시간을 짧게 하고, 열역학적 지배(thermodynamics control)은 고온 조건에서 반응시간을 길게 한다.

215 ②

216 ⑤
가장 긴 파장을 흡수한다는 것은 적은 에너지로도 전자의 전이가 가능함을 의미한다. 컨쥬게이션이 잘 이루어져 있는 구조일수록 전자의 이동이 보다 쉬우므로 높은 파장의 빛을 잘 흡수하게 된다.

217 ④
Diels-Alder 반응은 세 개의 파이 결합이 끊어지고 두 개의 시그마 결합과 한 개의 파이결합이 생성되는 반응이다. Diels-Alder 반응을 하기 위한 조건으로 diene은 짝지은 다이엔이어야하고 s-cis 형태이어야 하며, EDG을 갖는 경우 반응성이 증가한다. 이와 반응하는 dienophile은 EWG을 갖는 경우 반응성이 증가한다. 이러한 다이엔과 친다이엔체의 반응으로 endo(내향) 생성물이 만들어진다.

218 ②

IV · 작용기 변환 및 유기 반응

219 ⑤
주어진 화합물은 s-trans로 고정되어 있으므로 Diels-Alder 반응을 할 수 없다.

220 ⑤
Diels-Alder 반응은 입체선택성이 매우 크므로 친다이엔체(dienophile)의 입체배열(cis 혹은 trans)은 생성물에서도 그대로 유지가 되어야 한다. 문제에서 친다이엔체의 입체화학이 trans이므로 생성물의 입체화학도 trans가 되어야 한다.

221 ④
생성물의 입체화학이 cis이므로 친다이엔체(A)의 입체화학도 cis이어야 한다.

222 ①

223 ②
문제에서 주어진 반응은 [4+2] 반응이며, 친다이엔체에 있는 methyl ester기(CO_2CH_3)와 수소는 동일한 평면상에 놓여 있으므로 반응 후 생성물에서도 동일한 공간상에 배치가 되어야 한다.

224 ③
cyclopentadiene은 상온 혹은 200°C의 온도 조건 하에서 Diels-Alder 반응을 통해 이합체(dimer)로 존재한다.

225 ①

226 ②

생성물의 입체화학이 cis이므로 다이엔과 반응하는 친다이엔체의 입체화학도 cis이어야 한다.

05 방향족 화합물

227 ②

A로 표시된 산소의 경우 두 쌍의 비공유 전자쌍과 두 개의 단일결합을 가지므로 혼성은 sp^3이고, B로 표시된 탄소의 경우 세 개의 단일결합과 한 개의 이중결합을 가지므로 혼성은 sp^2 혼성이다.

228 ④

두 메틸기의 순위가 동등하므로 1,2-dimethylbenzene 또는 ortho-xylene으로 명명한다.

229 ③

①은 benzoic acid, ②는 phenol, ④는 aniline, ⑤는 benzaldehyde이다.

230 ③

NO_2와 Br은 우선순위의 높고 낮음이 없이 동등하므로 치환기의 번호가 작아지도록 번호를 붙이고 알파벳 순으로 명명한다. 참고로, 치환기의 우선순위는 R, X < =, ≡ < NH_2 < OH < carbonyl < carboxylic acid 유도체 < carboxylic acid 이고, 그에 따라 우선순위가 높은 치환기의 번호가 작아지도록 번호를 붙이고, 알파벳순으로 치환기의 이름을 명명한다.

231 ③

anisole은 일반명(관용명)으로 사용되며, 이치환 벤젠의 경우 ortho, meta, para를 사용하여 명명한다. methoxy기와 연결된 탄소를 1번으로 2번 자리가 ortho, 3번 자리가 meta, 4번 자리가 para 가 되므로 p-bromoanisole이 된다.

232 ①

방향족성을 가지기 위해서는 4n+2개의 π 전자가 있어야 한다.

233 ②

주어진 분자는 furan으로 산소에 있는 두 개의 비공유 전자쌍 중 한 쌍은 공명에 참여하므로 π 결합으로 간주하고, 나머지 한 쌍은 고립 전자쌍으로 σ 결합으로 간주한다. 따라서, 산소의 혼성은 sp^2이다.

IV • 작용기 변환 및 유기 반응

234 ①
알파벳 순서로 먼저 읽히는 치환기가 작은 번호를 가지도록 번호를 부여한다. 따라서, Br(bromo)이 1번, F(fluoro)가 3번, NO_2(nitro)가 5번이 된다.

235 ③
① 황 원자에 있는 두 개의 비공유 전자쌍 중 한 쌍이 방향족에 참여한다.
② 고리 안에 6개의 π 전자가 존재하므로 방향족성을 가진다.
③ 공명 구조가 불가능하므로 고리 안쪽에 4개의 π 전자가 존재하므로 방향족성을 가지지 않는다.
④ 질소의 비공유 전자쌍이 방향족에 참여한다.
⑤ 질소에 존재하는 비공유 전자쌍은 모두 고립 전자쌍이고, 두 개의 고리에 모두 6개의 π 전자가 존재하므로 방향족성을 가진다.

236 ②
친전자성 방향족 치환반응의 첫 번째 단계에서는 벤젠 고리에서 π 전자가 친핵체로 작용하여 친전자체를 공격하여 아레늄 양이온 중간체를 형성한다. 이어 두 번째 단계에서는 아레늄 양이온 중간체가 다시 방향족성을 회복할 수 있도록 수소를 제거하는 반응이 일어난다.

237 ②
다음과 같이 황산과 질산이 각각 산과 염기의 역할을 하여 생성된 nitronium 양이온이 벤젠고리로부터 전자를 받는 친전제체 역할을 한다.

238 ③

239 ②
황산인 질산보다 훨씬 더 강한 산이므로 산의 역할을, 질산은 상대적으로 약한 산이므로 염기의 역할을 하여 생성된 nitronium 양이온이 벤젠고리로부터 전자를 받는 친전제체 역할을 한다.

240 ①
할로젠화 알킬과 루이스 산 촉매가 반응하여 산·염기 복합체를 형성하고 ate complex가 이탈되면서 생성되는 탄소 양이온이 친전자체 역할을 한다.

241 ①, ⑤
vinyl halide와 aryl halide는 할로젠이 이탈된 뒤 상성되는 탄소 양이온 중간체가 매우 불안정하므로 양이온 중간체의 생성이 어렵고 따라서, Friedel-Craft 반응을 할 수 없다.

242 ③
전자 주는 기와 전자 끄는 기의 공명 효과와 유발 효과로 인해 벤젠고리의 전자밀도가 증가하기도 하고 감소하기도 한다.

243 ⑤
벤젠고리에 OH가 있는 경우 치환기가 ortho 또는 para 자리에 다음 치환기가 도입되면 OH와 연결된 탄소에 양이온이 생성되고 산소에 있는 비공유 전자쌍의 공명 효과에 의해 안정화된다.

244 ③
Friedel-Craft 알킬화 반응에서 $AlCl_3$는 반드시 필요하다.

245 ①, ③
메틸기는 전자 주는 기이고, 나이트로기는 전자 끄는 기이므로 친전자성 방향족 치환 반응에서 벤젠 고리에 다음 치환기가 도입될 때는 순위가 더 높은 메틸기를 기준으로 ortho와 para(A, D, C) 자리로 들어간다. 이 때 D 자리는 메틸기와 나이트로기의 입체 장애로 인해 치환기가 도입되기 어렵다.

246 ①, ③
Amido기는 전자 주는 기이고, Cl은 전자 끄는 기이므로 친전자성 방향족 치환 반응에서 벤젠 고리에 다음 치환기가 도입될 때는 순위가 더 높은 amido기를 기준으로 ortho와 para(A, C) 자리로 들어간다.

247 ③

248 ⑤

Ⅳ · 작용기 변환 및 유기 반응

249 ⑤
amido기는 전자 주는 기이므로 다음 치환기가 도입될 때 ortho 또는 para 자리로 들어간다. 문제에서 n-propyl chloride는 $AlCl_3$와 산-염기 복합체 형성 후 1차 탄소 양이온이 생성되고 연이어 수소 음이온의 자리옮김으로 인해 2차 탄소 양이온으로 전환되므로 최종적으로 얻어지는 생성물은 amido기의 para 위치에 isopropyl기가 치환된 생성물이 얻어진다.

250 ⑤
sulfonul기는 전자 끄는 기이므로 다음 치환기가 도입될 때 meta 자리로 들어간다. 문제에서 isobutyl chloride는 $AlCl_3$와 산-염기 복합체 형성 후 1차 탄소 양이온이 생성되고 연이어 수소 음이온의 자리옮김으로 인해 3차 탄소 양이온으로 전환되므로 최종적으로 얻어지는 생성물은 sulfonul기의 meta 위치에 t-butyl기가 치환된 생성물이 얻어진다.

251 ④

252 ②
분자 내 Friedel-Craft acylation이므로 루이스 산 촉매로 $AlCl_3$가 필요하다.

253 ③
벤질 자리와 알릴 자리가 존재하는 경우 NBS를 빛 조건 하에서 반응시키면 벤질 자리 또는 알릴 자리 할로젠화 반응이 일어난다.

254 ④
화합물 A의 OH는 강한 EDG, CH_3은 약한 EDG이고, 화합물 B의 OH는 강한 EDG, amido기도 강한 EDG이다, 화합물 C의 hydroxymethyl기는 약한 EDG이므로 벤젠고리에 전자밀도를 가장 증가시켜주는 치환기들이 있는 화합물 B가 친전자성 방향족 치환반응에 대한 반응성이 가장 크고 화합물 C가 가장 작다. 따라서, 반응성의 순서는 B>A>C 순이 된다.

255 ③
화합물 C의 methyl ester기는 전자 끄는 기이므로 벤젠고리의 전자 밀도를 감소시키고 친전자성 방향족 치환반응에 대한 반응성을 감소시킨다.

256 ②

화합물 B는 4개의 π 전자를 가지므로 4n+2 규칙을 만족하고, 공명이 가능하므로 컨쥬게이션 되어 있으며, 분자를 이루는 모든 탄소 원자의 혼성이 sp^2, 평면 구조이므로 반방향족성(anti-aromaticity)를 가진다. 화합물 E는 6개의 π 전자를 가지므로 4n+2 규칙을 만족하고, 이중결합과 단일결합이 반복되지 않으므로 컨쥬게이션 되어 있지 않으며. 분자를 이루는 모든 탄소 원자의 혼성은 sp^2, 평면 구조이므로 비방향족성(non-aromaticity)를 가진다.

257 ④

화합물 D와 F는 고리 안쪽에 전자가 6개 있으므로 4n+2 규칙을 만족하고, 컨쥬게이션 되어 있으며, 분자를 이루는 모든 탄소 원자의 혼성이 sp^2, 평면 구조이므로 방향족성을 만족한다. 화합물 G는 전기 음성도가 큰 카보닐기의 산소 원자로 π 전자가 이동하면 7각 고리의 탄소에 양이온이 생성되므로 위와 같이 모든 방향족 기준을 만족하게 되어 방향족성을 띄게 된다.

258 ②

2번 화합물은 산소의 비공유 전자쌍 두 쌍 중 한 쌍이 고리 안쪽으로 들어오므로 π 전자의 개수는 총 8개가 된다.
따라서, 4n+2 규칙을 만족할 수 없다.

259 ②

NBS를 빛 조건 하에서 반응시키면 벤질 자리 혹은 알릴 자리에서 브로민화 반응이 일어난다.

260 ④

방향족 곁사슬 산화반응에 의해 카복실산이 생성되었으므로 강산화제를 사용하였다.

261 ②

NO_2는 Fe/HCl 또는 Sn/HCl 또는 H_2/Pd−C와 반응하여 NH_2로 환원된다.

262 ③, ⑤

톨루엔에서 methyl기는 ortho, para 지향성 활성화기이다.

263 ③

hydrazine(NH_2NH_2)을 강염기 조건 하에서 acetophenone과 반응하면 벤질 자리의 카보닐기가 CH_2로 환원된다.

264 ⑤

methoxy기는 전자 주는 기이고, acetyl기는 전자 끄는 기이므로 다음 치환기가 도입될 때는 전자 주는 기에 따라 ortho와 para로 들어간다.

IV 작용기 변환 및 유기 반응

265 ④
방향족 곁사슬 산화반응에 의해 카복실산이 생성되는 반응이다.

266 ④
강산화제에 의해 방향족 곁사슬 산화반응이 일어나 카복실산이 생성되는 반응이다.

267 ⑤
할로젠은 전자 끄는 기이지만 ortho, para 지향기이다.

268 ②
methyl기는 전자 주는 기이고, 카복실기는 전자 끄는 기이므로 다음 치환기가 도입될 때는 전자 주는 기에 따라 ortho와 para로 들어간다. 이 때 para 위치에는 이미 카복실기가 존재하므로 ortho 생성물만이 얻어진다.

269 ①
할로젠은 전자 끄는 기이지만 ortho, para 지향기이다. 한 쪽 염소의 ortho 자리는 다른 염소의 para자리가 되므로 ①번과 같은 생성물이 얻어진다. 또한, 한 쪽 염소의 ortho 자리는 다른 염소의 ortho 자리가 되므로 ③번과 같은 생성물이 가능하지만, 입체 장애를 고려한다면 ③번 생성물은 얻어질 수 없고, ①번 생성물이 주생성물로 얻어진다.

270 ②
나이트라일(CN)은 강한 전자 끄는 기이므로 다음 치환기가 도입될 때 meta 위치로 들어간다.

271 ⑤
methoxy기는 전자 주는 기이므로 다음 치환기는 ortho와 para로 들어간다.

272 ③
산 무수물의 산소가 $AlCl_3$와 산-염기 복합체를 형성한 뒤 생성된 acylium 양이온이 벤젠 고리와 반응하는 Friedel-Craft acylation이다.

273 ①
NO_2는 Fe/HCl 또는 Sn/HCl 또는 H_2/Pd-C와 반응하여 NH_2로 환원된다.

274 ⑤

첫 번째 단계인 bromination과 두 번째 단계인 Friedel-Craft alkylation의 순서는 바뀌어도 상관없으나 nitration은 NO_2가 벤젠고리의 전자밀도를 감소시키고 반응성 또한 감소시키므로 일반적으로 마지막 단계에서 수행해주는 것이 좋다.

275 ②
Clemmensen 환원 반응($Zn/HCl, \Delta$) 또는 Wolff-Kishner 환원 반응($N_2H_4, KOH/\Delta$)으로 카보닐(C=O)기를 CH_2로 환원시킬 수 있다.

276 ②
벤젠은 benzoyl chloride와 $AlCl_3$의 Friedel-Craft acylation에 의해 benzophenone으로 전환된다.

277 ②
OCH_3(methoxy)는 공명 효과에 의해 벤젠고리로 전자를 주는 활성화 기이므로 ortho와 para를 지향한다.

278 ④

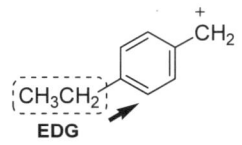
ethyl기는 약한 전자 주는 기이므로 유발 효과에 의해 탄소 양이온의 안정성을 증가시킨다.

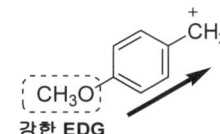
methoxy기는 강한 전자 주는 기이므로 공명 효과에 의해 탄소 양이온의 안정성을 더 증가시킨다.

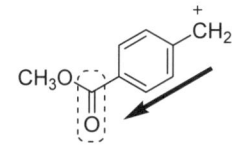
카보닐기는 강한 전자 끄는 기이므로 유발 효과에 의해 탄소 양이온의 안정성을 감소시킨다.

279 ③
NH_2는 매우 강한 전자 주는 기이므로 벤젠고리의 전자밀도를 증가시킨다. 따라서, 친전자성 방향족 치환반응 속도가 빨라진다.

280 ⑤
formyl기(-CHO)는 meta 지향성 활성 감소기이다.

281 ③
acetyl기와 nitro기 모두 meta 지향성 활성 감소기이므로 중복되는 자리에서 염소화 반응이 일어나 C와 같은 생성물이 얻어진다. 참고로 두 개의 치환기가 모두 전자 끄는 기이고 중복되는 자리가 없는 경우에는 상대적으로 전자 끄는 정도가 약한 치환기가 지향하는 위치로 방향족 치환이 일어난다.

Ⅳ · 작용기 변환 및 유기 반응

06 알코올, 에터, 에폭사이드

282 ⑤

출발물질의 하이드록시기(OH)가 HCl에 의해서 알킬 옥소늄 이온으로 전환된 뒤 H_2O로서 이탈되면 벤질 자리 2차 탄소양이온이 중간체로 생성되고 염소 음이온이 친핵체로 작용하여 평면 구조인 탄소 양이온 중간체의 위, 아래를 공격하면 두 개의 거울상 이성질체가 같은 양으로 생성되는 라세미 혼합물이 얻어지게 된다.

283 ①

3차 알코올의 탈수반응으로 알켄이 주생성물로 얻어지는 반응이다.

284 ④

1차 또는 2차 알코올은 $SOCl_2$(thionyl chloride)/pyridine과의 S_N2 메커니즘에 의해 할로젠화 알킬로 전환되고 강한 친핵체인 $^-SCH_3$와의 S_N2 메커니즘으로 sulfide로 전환된다. 이 때 두 반응은 모두 S_N2 메커니즘에 의해 진행되므로 입체 배열의 반전을 수반한다.

285 ③

1차 또는 2차 알코올은 PBr_3(phosphorus tribromide)와의 S_N2 메커니즘에 의해 할로젠화 알킬이 얻어진다. 이 반응은 S_N2 메커니즘에 의해 진행되므로 입체 배열의 반전을 수반한다.

286 ②

2차 알코올의 탈수반응으로 알켄이 주생성물로 얻어지는 반응이다.

287 ②

$POCl_3$는 2차 알코올과 3차 알코올의 탈수제로 사용되는 시약으로 E2 메커니즘에 의해 알켄이 주생성물로서 얻어진다.

288 ①

알코올은 HCl에 의해 알킬 옥소늄 이온으로 전환되고, 염소 음이온이 친핵체로 작용하여 S_N2 메커니즘에 의해 할로젠화 알킬로 전환된다.

289 ①

알코올은 HBr에 의해 알킬 옥소늄 이온으로 전환되고, 브롬 음이온이 친핵체로 작용하여 S_N2 메커니즘에 의해 할로젠화 알킬로 전환된다.

290 ②

$POCl_3$는 2차 알코올과 3차 알코올의 탈수제로 사용되는 시약으로 E2 메커니즘에 의해 알켄이 주생성물로서 얻어진다.

291 ①

3차 알코올로부터 얻어진 알킬 옥소늄 이온은 입체장애로 인해 S_N2 반응은 일어나지 않는다. H_2O가 이탈기로 먼저 제거되면서 3차 탄소 양이온이 생성되고, 염소 음이온이 친핵체로 작용하여 3차 할로젠화 알킬로 전환된다.

Ⅳ · 작용기 변환 및 유기 반응

292 ②
알코올은 HCl에 의해 알킬 옥소늄 이온으로 전환되고, H_2O가 이탈기로 먼저 제거되면서 2차 탄소 양이온이 생성된다. 이어 수소 음이온의 자리 옮김에 의해 더 안정한 3차 탄소 양이온으로 전환되고, 염소 음이온이 친핵체로 작용하여 3차 할로젠화 알킬로 전환된다.

293 ①
$POCl_3$는 2차 알코올과 3차 알코올의 탈수제로 사용되는 시약으로 E2 메커니즘에 의해 알켄이 주생성물로서 얻어진다.

294 ②
알코올은 HBr에 의해 알킬 옥소늄 이온으로 전환되고, H_2O가 이탈기로 먼저 제거되면서 매우 안정한 3차 알릴자리 탄소 양이온이 생성된 후 브롬 음이온이 친핵체로 작용하여 알릴 자리 할로젠화물이 생성된다.

295 ①

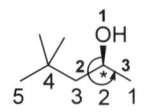

작용기인 하이드록시기(OH)를 포함하는 가장 긴 탄소 사슬을 모체로 지정하고 OH가 작은 번호를 가지도록 번호를 붙여주면 2번 탄소에는 OH가, 4번 자리에는 methyl기가 두 개가 치환되어 있으므로 4,4-dimethylpentan-2-ol이 된다. 이 때, 2번 탄소가 입체 중심 탄소가 되고 우선순위를 결정하면 S-입체 배열을 가짐을 알 수 있다. 따라서, 위 내용을 종합하여 명명하면, (2S)-4,4-dimethylpentan-2-ol이 된다.

296 ③, ④
3차 알코올은 산 촉매에 의해 알킬 옥소늄 이온으로 전환되고, H_2O가 이탈기로 먼저 제거되면서 안정한 3차 탄소 양이온이 생성된다. 두 번째 단계에서 이탈기로 제거된 H_2O가 산을 촉매로서 회수하기 위해서 proton을 제거하면 제거 생성물인 알켄이 혼합물로 얻어지는데, 이 때 Zaitsev's rule에 의해 많이 치환되어 있는 알켄이 주생성물이 된다.

2차 알코올의 경우도 산 촉매에 의해 알킬 옥소늄 이온으로 전환되고, H_2O가 이탈기로 먼저 제거되면서 2차 탄소 양이온이 생성된다. 수소 음이온의 자리 옮김으로 더 안정한 3차 탄소 양이온 중간체가 생성되고, 이탈기로 제거된 H_2O가 산을 촉매로서 회수하기 위해서 proton을 제거하면 제거 생성물인 알켄이 혼합물로 얻어진다. 이 때 역시 마찬가지로 Zaitsev's rule에 의해 많이 치환되어 있는 알켄이 주생성물이 된다.

297 ①, ②

알코올은 HBr에 의해 알킬 옥소늄 이온으로 전환되고, H_2O가 이탈기로 제거되면서 안정한 3차 탄소 양이온이 생성된다. 탄소 양이온은 평면 구조이므로 브롬 음이온이 친핵체로 작용하여 평면의 위, 아래를 공격하여 두 개의 거울상 이성질체가 같은 양으로 존재하는 라세미 혼합물을 생성한다.

298 ③

모든 반응은 입체 중심 탄소가 아닌 곳에서 일어나므로 입체배열은 바뀌지 않고 그대로 보존된다.

299 ②

알코올은 HBr에 의해 알킬 옥소늄 이온으로 전환되고, H_2O가 이탈기로 제거되면서 2차 탄소 양이온이 생성된다. 수소 음이온의 자리옮김에 의해 3차 탄소 양이온으로 전환되고, 브롬 음이온이 친핵체로 작용하여 평면의 위, 아래를 공격하면 1-bromo-1-ethylcyclohexane이 주생성물로 얻어진다.

300 ③

나쁜 이탈기인 알코올의 하이드록시기(OH)가 p-TosCl에 의해 좋은 이탈기인 tosylate로 전환된 후 강한 친핵체이면서 강한 염기인 NaOEt와 반응하면 E2 메커니즘에 의해 알켄이 얻어진다.

301 ④

하이드록시기가 H_2O로 이탈된 후 생성된 탄소 양이온이 불안정할수록 탄소 양이온의 재배열이 쉽게 일어난다.

IV · 작용기 변환 및 유기 반응

302 ③
cyclohexanol의 모든 탄소는 sp^3 혼성이다.

303 ①
알코올의 하이드록시기(OH)가 p-TosCl에 의해 tosylate로 전환된 후 친핵체인 수소 음이온(hydride)과 S_N2 메커니즘에 의해 반응이 진행된다.

cyclohexanol —(p-TosCl, py:)→ cyclohexyl-OTs —(LiAlH₄)→ cyclohexane

304 ②
1차 알코올은 PCC 또는 PDC와 같은 약한 산화제와 반응하면 알데하이드로 전환된다.

305 ③
PCC에 의해 1차 알코올은 알데하이드로, 2차 알코올은 케톤으로 전환된다.

306 ⑤
$KMnO_4$, $Na_2Cr_2O_7$, $K_2Cr_2O_7$, CrO_3와 같은 강산화제는 1차 알코올을 카복실산으로 전환 시킨다.

307 ③
1차 알코올은 강산화제에 의해 카복실산으로 전환된다.

308 ④
1차 알코올은 강산화제에 의해 카복실산으로 전환되고, 2차 알코올은 강산화제에 의해 ketone으로 전환된다. 3차 알코올은 산화제와 반응하지 않는다.

309 ①
약산화제인 PCC 또는 PDC와 반응하여 알데하이드로 산화되는 물질은 1차 알코올이다.

310 ③
케톤은 강한 환원제인 $LiAlH_4$ 또는 약한 환원제인 $NaBH_4$에 의해서 2차 알코올로 환원된다.

311 ①
케톤은 약한 환원제인 $NaBH_4$에 의해서 2차 알코올로 환원된다. 이 때 $NaBH_4$가 제공하는 $H:^-$는 카보닐 탄소를 공격하는 친핵체로 작용하는데, 평면 구조에 있는 카보닐 탄소의 위, 아래를 공격할 확률은 같으므로 생성물은 거울상 이성질체가 같은 양으로 존재하는 라세미 혼합물로 얻어진다.

312 ①

3차 알코올은 산 촉매에 의해 알킬 옥소늄 이온으로 전환되고, H_2O가 이탈기로 먼저 제거되면서 안정한 3차 탄소 양이온이 생성된다. 두 번째 단계에서 이탈기로 제거된 H_2O가 산을 촉매로서 회수하기 위해서 proton을 제거하면 제거 생성물인 알켄이 혼합물로 얻어지고, Zaitsev's rule에 의해 많이 치환되어 있는 알켄이 주생성물이 된다.

313 ②

ROH(1차 알코올 또는 2차 알코올)이 $SOCl_2$/pyridine와 반응하면 S_N2 메커니즘에 의해 RCl(1차 할로젠화 알킬 또는 2차 할로젠화 알킬)로 전환된다.

314 ③

ROH(1차 알코올 또는 2차 알코올)이 $SOCl_2$/pyridine와 반응하면 S_N2 메커니즘에 의해 RCl(1차 할로젠화 알킬 또는 2차 할로젠화 알킬)로 전환된다.

315 ①

입체장애가 작은 1차 탄소를 공격하는 S_N2 메커니즘에 의해 에폭사이드의 고리열림 반응이 일어난다.

316 ④

산 촉매 하에서 에폭사이드의 산소 원자에 protonation이 일어나고, 메탄올이 친핵체로 작용하여 탄소를 공격하여 에폭사이드의 고리열림 반응이 일어난다.

317 ④

ethyl bromide는 1차 할로젠화 알킬이므로 입체 장애가 작아 치환 반응을 선호하고, sodium isopropoxide는 강한 친핵체와 강한 염기 역할을 동시에 할 수 있으므로 반응은 할로젠화 알킬과 음이온의 합의 하에 치환 반응(S_N2)으로 진행된다.

IV · 작용기 변환 및 유기 반응

318 ④

3차 알코올은 산 촉매에 의해 알킬 옥소늄 이온으로 전환되고, H_2O가 이탈기로 먼저 제거되면서 안정한 3차 탄소 양이온이 생성된다. 탄소 양이온은 평면 구조이므로 브롬 음이온이 친핵체로 작용하여 평면의 위, 아래를 공격하여 두 개의 거울상 이성질체가 같은 양으로 존재하는 라세미 혼합물을 생성한다.

319 ③

3차 알코올은 산 촉매에 의해 알킬 옥소늄 이온으로 전환되고, H_2O가 이탈기로 먼저 제거되면서 안정한 3차 탄소 양이온이 생성된다. 두 번째 단계에서 이탈기로 제거된 H_2O가 산을 촉매로서 회수하기 위해서 proton을 제거하면 제거 생성물인 알켄이 혼합물로 얻어지고, Zaitsev's rule에 의해 많이 치환되어 있는 알켄이 주 생성물이 된다.

320 ⑤

2차 알코올은 산 촉매에 의해 알킬 옥소늄 이온으로 전환되고, H_2O가 이탈기로 먼저 제거되면서 2차 탄소 양이온이 생성된다. 2차 탄소 양이온은 수소 음이온의 자리 옮김에 의해 더 안정한 3차 탄소 양이온으로 전환되고, 이탈기로 제거된 H_2O가 각 단계에서 산을 촉매로서 회수하기 위해서 proton을 제거하면 제거 생성물인 알켄이 혼합물로 얻어진다.

321 ①

산 촉매 하에서 에폭사이드의 고리열림 반응이므로 에폭사이드의 산소에 양성자 첨가 후 친핵체는 1차 탄소와 3차 탄소 중 3차 탄소를 공격한다.

322 ②

산 촉매 하에서 고리열림 반응이 아니므로 반응은 전형적인 S_N2 메커니즘으로 진행된다. 따라서 cyanide는 1차 탄소를 공격하면서 고리열림 반응이 일어난다.

323 ③

하이드록시기가 H_2O로 이탈될 때 생성되는 탄소 양이온 중간체가 안정할수록 탈수반응이 잘 일어난다. 따라서, 3차 탄소 양이온 중간체를 형성하는 3차 알코올의 탈수반응이 가장 잘 일어난다.

324 ③

하이드록시기가 H_2O로 이탈될 때 생성되는 탄소 양이온 중간체가 안정할수록 탈수반응이 잘 일어난다. 따라서, 3차 탄소 양이온 중간체를 형성하는 3차 알코올의 탈수반응이 가장 잘 일어난다.

325 ⑤

① 염기 촉매 하에서의 고리열림 반응은 입체장애가 작은 에폭사이드 탄소에서 친핵성 공격으로 일어나는 S_N2 반응이다.
② 에폭사이드의 고리열림 반응은 산 조건이 아닌 경우 일반적으로 S_N2 메커니즘으로 일어난다. 산 촉매 하에서는 3차 > 1차 > 2차, 산 조건 하에서는 3차 > 2차 > 1차 탄소의 공격을 선호한다.
③ 친핵체는 산 조건 하에서는 3차 탄소가 있으면 3차 탄소를, 3차 탄소가 없으면 1차 탄소를 공격하므로 항상 덜 치환된 탄소원자에서 일어난다는 설명은 잘못된 내용이다.
④ 산 촉매 하에서의 에폭사이드 고리열림 반응은, 3차 탄소가 있으면 3차 탄소를, 3차 탄소가 없으면 2차 탄소를 공격하므로 S_N1 type으로 진행된다.

326 ②

산 촉매 하에서 에폭사이드의 고리열림 반응이므로 에폭사이드의 산소에 양성자 첨가 후 H_2O가 친핵체로 작용하면 거울상 이성질체 관계에 있는 A와 D가 같은 양으로 존재하는 라세미 혼합물이 얻어진다.

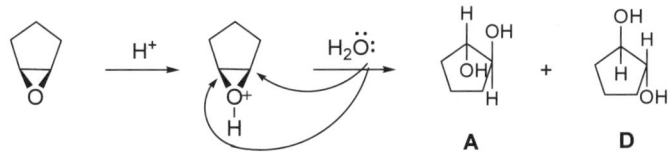

V. 카보닐 화합물, 아민, 고리형 협동 반응

01 알데하이드와 케톤

1 ①
카보닐 탄소 주변의 입체 장애가 작아야만 친핵체의 접근이 쉬우므로 입체장애가 가장 작은 acealdehyde의 반응성이 가장 크다.

2 ③

3,3-dimethylbutan-2-one

⇨ 카보닐기가 작용기이므로 작은 번호(2번)를 가져야하고, 3번 탄소에 methyl기가 두 개 있는 탄소의 개수가 4개인 ketone이므로 3,3-dimethylbutan-2-one이 된다.

3 ④

2-(trichloromethyl)-2-methoxybutanal

⇨ formyl기가 작용기이므로 formyl기 탄소가 1번이 되면 모체는 butanal이 된다. 2번 탄소에는 trichloromethyl과 methoxy기가 같이 존재하는데, tri는 숫자 접두사이므로 명명할 때 순위에 포함시키지 않으므로 알파벳 순서로 명명하면 2-(trichloromethyl)-2-methoxybutanal이 된다.

4 ③
Grignard 시약이 formaldehyde와 반응하면 1차 알코올, aldehyde와 반응하면 2차 알코올, ketone과 반응하면 3차 알코올이 생성된다.

5 ②
알데하이드는 산화되면 카복실산으로, 환원되면 1차 알코올로 전환된다.

6 ⑤

가. (propan-2-ol) —PCC→ propan-2-one = dimethyl ketone

나. (propan-1-ol 계열) —KMnO₄→ butyric acid

다. (butan-2-ol) —CrO₃→ butan-2-one = ethyl methyl ketone

라. Grignard 시약이 ketone과 반응하면 3차 알코올이 생성된다.
마. Grignard 시약이 2차 알코올과 반응하면 OH의 수소를 제거하고 alkoxide를 생성한다.
바. Grignard 시약이 aldehyde와 반응하면 2차 알코올이 생성된다.

7 ④

ㄱ. CH₃CH₂Br —Mg/ether→ CH₃CH₂MgBr —propanal, H₃O⁺→ pentan-3-ol **A**

ㄴ. HC≡CH —NaNH₂→ HC≡C⁻ —propanal, H₃O⁺→ pent-1-yn-3-ol **B**

ㄷ. pentan-3-one —1. LiAlH₄ 2. H₂O→ pentan-3-ol **C**

8 ④

ㄱ. ester가 Grignard 시약 2당량과 반응하면 중간 생성물로 ketone을 거쳐 3차 알코올이 생성된다.
ㄴ. ketone이 Grignard 시약과 반응하면 3차 알코올이 생성된다.
ㄷ. Grignard 시약의 탄소 음이온은 카복실산의 proton을 제거하는 강한 염기로 작용하므로 3차 알코올이 생성되지 않는다.
ㄹ. ketone이 Grignard 시약과 반응하면 3차 알코올이 생성된다.

9 ②

cyclohexanone —LiAlH₄→ cyclohexanol —H₂SO₄, Δ→ cyclohexene —1. O₃ 2. Zn, H₃O⁺→ hexanedial **P**

10 ⑤

ㄱ. 가오존 분해반응이므로 오각고리인 분자오존화물(molozonide)과 오존화물(ozonide)을 중간체로 거쳐 반응이 일어난다.
ㄴ. syn-diol이므로 과요오드산과 반응하여 오각고리 중간체인 과요오드산염 중간체를 거친쳐 진행된다.
ㄷ. 옥시 수은 첨가 반응은 수은 고리 중간체를 거쳐간다.

11 ④

Wolff-Kishner 환원반응으로 카보닐기(C=O)를 메틸렌(CH₂)으로 환원시키고 라디칼 염소화반응을 시키면 벤질 자리에 염소가 치환된 생성물이 얻어진다. 마지막으로 t-BuO⁻와 E2 반응으로 제거 생성물인 알켄이 얻어진다.

PhCOCH₂CH₃ —1. NH₂NH₂ 2. KOH→ PhCH₂CH₂CH₃ —Cl₂/hv→ PhCHClCH₂CH₃ —t-BuO⁻→ PhCH=CHCH₃ **P**

V · 카보닐 화합물, 아민, 고리형 협동 반응

12 ①
일반적으로 enol에 비해 keto가 안정하지만, 분자 내 수소결합이 가능한 경우나 방향족성을 만족하는 경우 keto보다 enol이 더 안정하므로 enol 형태가 상당량 존재할 수 있다.

13 ④

① 시클로펜텐 + Hg(OAc)₂ → [시클로펜틸-Hg-OAc]⁺ → (1. H₂O, 2. NaBH₄) → 1-메틸시클로펜탄올

② cis-2-butene + Br₂ → [bromonium ion] → (2R,3R)-2,3-dibromobutane

③ cis-2-butene + O₃ → 몰로존화이드 → 오존화물 → (Zn, H⁺) → 2 아세트알데히드

⑤ 시클로헥센 + OsO₄ → [osmate ester] → (NaHSO₃/H₂O) → cis-1,2-시클로헥산디올

02 카복실산

14 ①

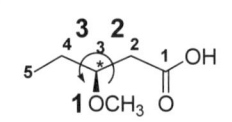
(E)-hex-3-enoic acid

⇒ 탄소수가 6개이고, 3번 탄소에 이중결합이 있으므로 3-hexenoic acid이고, 이중결합에 순위가 높은 치환기가 trans로 배열되어 있으므로 E 배열을 가진다. 따라서, (E)-3-hexenoic acid 또는 (E)-hex-3-enoic acid로 명명한다.

15 ①

(S)-3-methoxypentanoic acid

⇒ 탄소수가 5개이므로 pentanoic acid이고, methoxy기가 치환되어 있는 3번 탄소에 입체중심이 있으므로 우선순위에 따라 R, S를 결정하면 S-입체배열을 가진다. 따라서, (S)-3-methoxypentanoic acid로 명명한다.

16 ④
벤질 자리에서 산화 반응이 일어나 카복실산으로 전환되는 반응이므로 강한 산화제를 사용한다. 참고로 PDC와 같은 약한 산화제는 벤질 자리 탄소를 산화시키지 못한다.

17 ②
화합물 B는 카복실기를 기준으로 meta 위치에 강한 전자 끌개인 NO_2가 존재하므로 유발효과에 의해 전자가 비편재된다. 따라서, 음이온이 안정해지므로 산성도가 가장 크다. 화합물 A는 카복실기를 기준으로 ortho 위치에 강한 전자 주개인 methoxy기가 존재하므로 공명 효과에 의해 전자가 카복실산 음이온으로 더 편재되므로 산성도는 가장 작다.

18 ④

카보닐기를 기준으로 α-탄소에 강한 전자 끌개 치환기가 존재하면 카복실산 음이온의 전자를 비편재화 시키므로 음이온이 안정해지고 산성도는 증가한다. 따라서, α-탄소에 치환된 할로젠 원소의 전기음성도가 작아질수록 산성도도 작아진다.

19 ④

페닐 알라닌은 산 조건에서는 질소의 비공유 전자쌍이 양성자를 제거하여 암모늄 이온이 생성되고, 염기 조건에서는 하이드록시기의 산소 음이온이 카복실산의 수소를 제거하여 카복실산 음이온이 생성된다.

20 ⑤

Grignard 시약은 강한 친핵체와 강한 염기의 역할을 동시에 할 수 있고, 카복실산과 같이 산성도가 높은 수소와 반응하는 경우 염기로 작용하여 양성자를 제거한다.

21 ⑤

$NaBH_4$는 약한 환원제이므로 카복실산과 반응할 수 없다. 카복실산을 1차 알코올로 환원시키기 위해서는 $LiAlH_4$를 사용한다.

22 ③

ester는 카보닐기 탄소와 methoxy기의 산소와 공명으로 인해 반응성이 작은 산 유도체이고, 카복실산 음이온 역시 카보닐기 탄소와의 공명으로 인해 약한 친핵체이다. 따라서, 쉽게 반응이 일어나지 않는다.

23 ②

PCC, PDC와 같은 약한 산화제는 1차 알코올을 알데하이드로 전환시킨다.

24 ④

$B_2H_6, THF/H_2O$는 카복실산을 알코올로 환원시키는 매우 선택성이 큰 환원제이다. $LiAlH_4$는 강한 환원제로 케톤을 2차 알코올로, 카복실산을 1차 알코올로 환원시킨다. $NaBH_4$는 케톤을 2차 알코올로 환원시킬 수 있지만, 카복실산과는 반응하지 않는다.

25 ③

$B_2H_6, THF/H_2O$는 카복실산을 알코올로 환원시키는 매우 선택성이 큰 환원제이다. $SnCl_2, H^+/\ ^-OH, H_2O$는 나이트로기(NO_2)를 아미노기(NH_2)로 전환시키는 환원제이다. $NaBH_4$는 나이트로기(NO_2)와 카복실기와 반응할 수 없는 시약이다.

V · 카보닐 화합물, 아민, 고리형 협동 반응

03 카복실산 유도체

26 ①

고리형 아마이드를 락탐(lactam)이라고 한다. ③번 구조는 2차 아민, ④번 구조는 고리형 에스터인 락톤(lactone), ⑤번 구조는 아마이드와 에스터가 동시에 존재하는 우레탄(urethane)이다.

27 ③

산 염화물에서 염소는 카보닐 탄소로부터 전자를 끌어당겨서 카보닐 탄소의 반응성을 증가시켜주는 역할을 하지만, 아마이드에서 질소의 비공유 전자쌍은 카보닐 탄소에 전자를 주면서 공명이 가능하므로 카보닐 탄소의 전자밀도를 증가시켜 반응성을 감소시킨다.

28 ③

propanoic acid가 염기 조건에서 음이온인 propanoate로 전환된 뒤 친핵체로 작용하여 benzoyl chloride와 친핵성 아실 치환반응을 하면 아래와 같은 생성물을 얻을 수 있다.

29 ③

아마이드는 질소의 비공유 전자쌍과 카보닐기 탄소와의 공명으로 인해 친핵체와의 반응성이 매우 작은 산 유도체이다. A와 B는 모두 아마이드이지만, A는 4각 고리 아마이드(β-lactam)이므로 결합각 장애로 인해 친핵체와의 반응성이 더 크다.

30 ③

첫 번째 단계에서 diethyl carbonate와 Grignard 시약과의 친핵성 아실 치환반응에 의해 ethyl benzoate가 얻어지고, 두 번째 단계에서도 ethyl benzoate와 Grignard 시약과의 친핵성 아실 치환반응에 의해 benzophenone이 얻어진다. 마지막 단계에서 benzophenone은 Grignard 시약과 친핵성 첨가반응에 의해 최종 생성물인 3차 알코올로 전환된다.

31 ②

benzoyl chloride는 염소의 전자 끌개 효과로 반응성이 가장 큰 산 유도체이므로 에틸아민과 같은 약한 친핵체와도 쉽게 친핵성 아실치환 반응이 일어나 아마이드(A)를 생성한다. 아마이드(A)는 $LiAlH_4$에 의해 환원되어 아민(B)으로 전환된다. 산 촉매 하에서 아마이드(A)의 가수분해로 인해 얻어진 카복실산은 $1.BH_3, THF / 2.H_2O$에 의해 선택적으로 환원되어 알코올(C)로 전환된다.

32 ⑤

물보다 NaOH 수용액에 더 잘 녹고, 산 촉매 하에서 에탄올과 에스터화 반응을 하려면 카복실기(COOH)를 가져야한다. 산 촉매 하에서 포름산과 에스터화 반응을 하려면 하이드록시기(OH)를 가져야하므로 〈보기〉의 모든 조건을 만족하는 물질은 카복실기와 하이드록시기를 동시에 가지는 물질임을 알 수 있다.

33 ②

04 카보닐 알파 치환 반응

34 ②

enol은 탄소-탄소 간 이중결합이고, keto는 탄소-산소 간 이중결합이므로 전기음성도가 상대적으로 더 큰 산소가 π 전자를 가지는 keto가 더 안정하다. 따라서, A와 B 중 keto 형태인 A가 더 안정하다. C와 D의 경우 모두 keto와 enol이 동시에 존재하지만, enol과 keto가 컨쥬게이션 되어있는 D가 열역학적으로 더 안정하므로 A~D 중 A와 D가 B와 C에 비해 상대적으로 더 안정한 구조라 할 수 있다.

35 ③

카보닐기는 강한 전자 끄는 기이므로 allyl anion보다 enolate에서 공명(resonance)이 더 잘 일어난다. 따라서, allyl anion보다 상대적으로 더 약한 염기, 약한 친핵체이다.

allyl anion

enolate

36 ③

①번 화합물의 pKa값은 11, ②번 화합물의 pKa값도 11, ③번 화합물의 pKa값은 9, ④번 화합물의 pKa값은 13, ⑤번 화합물의 pKa값은 18이다.

V 카보닐 화합물, 아민, 고리형 협동 반응

37 ③

ethoxide는 입체적인 영향을 받지 않으므로 입체적으로 복잡한 탄소의 α-수소를 제거하여 치환기가 많이 달린 열역학적 enolate를 생성한다. 반면, LDA는 bulky base이므로 입체적인 영향을 많이 받으므로 입체장애가 없는 탄소의 α-수소를 제거하여 속도론적 enolate를 생성한다.

thermodynamics enolate kinetics enolate

05 카보닐 축합 반응

38 ⑤

오존 분해 반응 후 분자 내 알돌 축합 반응으로 α, β-불포화 카보닐 화합물이 생성되는 반응이다.

06 아민

39 ②

두 거울상의 반전이 빠르게 일어나므로 거울상 이성질체를 가질 수 없다. 새로운 원자나 치환기를 질소의 비공유 전자쌍 위치에 붙여 4차 암모늄염의 형태로 만들어주면 반전이 불가능해지므로 거울상 이성질체를 가질 수 있다.

40 ⑤

벤질 아민의 질소에 있는 고립전자쌍은 강한 염기이지만, 아닐린의 질소에 있는 비공유 전자쌍은 벤젠 고리로 공명이 가능하므로 매우 약한 염기이다.

41 ⑤

이러한 trialkylamine 염기도의 불규칙성은 용액의 효과로 볼 수 있다. 수소결합을 통한 용매화는 양전하 암모늄 이온이 전하를 띠지 않은 아민보다 더 많이 광범위하게 용매화되기 때문에 모든 아민의 염기도를 증가시키는 경향이 있을 것이다. 따라서, 아민의 염기도는 짝 암모늄 이온의 용매화의 정도에 비례해서 증가한다.

$$\underset{\underset{CH_3}{|}}{CH_3-\overset{..}{N}-H} > \underset{\underset{H}{|}}{CH_3-\overset{..}{N}-H} > \underset{\underset{CH_3}{|}}{CH_3-\overset{..}{N}-CH_3} > \underset{\underset{H}{|}}{H-\overset{..}{N}-H}$$

2차아민   1차아민   3차아민

42 ③

pK_b가 클수록 염기도는 작아지므로 염기도가 작은 화합물부터 큰 순서로 나열하면 된다. C는 질소의 비공유 전자쌍이 방향족에 참여하므로 염기도가 가장 작다. D는 질소의 비공유전자쌍이 고립 전자쌍이므로 염기도가 가장 크다. B는 전기음성도가 큰 산소가 질소의 비공유전자쌍을 유발효과에 의해 끌어당기므로 D에 비해 염기도는 감소하게 되고. A는 질소의 혼성이 sp^2이므로 질소의 혼성이 sp^3 인 B와 D 보다 염기도가 감소하게 된다. 따라서, 위 내용을 종합해보면 C-A-B-D 순이 된다.

07 고리형 협동 반응

43 ③, ⑤

고리형 협동반응에는 전자 고리화 반응(electrocyclic reaction), 고리화 첨가 반응(cycloaddtion reaction), 시그마 결합 자리옮김 반응(sigmatropic rearrangement)이 있다.

44 ③

ψ_1은 마디면이 없고, ψ_2는 마디면이 1개, ψ_3^*는 마디면이 2개, ψ_4^*는 마디면이 3개이다.

45 ②

HOMO는 전자가 채워져 있는 가장 높은 오비탈(Highest Occupied Molecular Orbital)을 의미한다. 바닥상태의 컨쥬게이션 다이엔은 ψ_1에 2개의 전자, ψ_2에 두 개의 전자가 채워져 있으므로 HOMO(전자가 채워져 있는 가장 높은 오비탈)는 ψ_2가 된다.

46 ④

LUMO는 전자가 채워져 있는 가장 낮은 오비탈(Lowest Unoccupied Molecular Orbital)을 의미한다. 바닥상태에서의 HOMO인 ψ_2가 빛을 받게 되면 한 개의 전자가 ψ_3^*로 들뜨게 되므로 들뜬 상태에서의 HOMO는 ψ_3^*가 되고, LUMO는 ψ_4^*가 된다.

47 ④

두 개의 분자가 하나의 고리 화합물을 형성하는 고리화 첨가반응(cycloaddition reaction)이다.

48 ④

heptafulvene에서 6개의 π 전자와 tetracyanoethylene에서 2개의 π 전자가 반응에 참여한다.

V. 카보닐 화합물, 아민, 고리형 협동 반응

49 ④
[2+2]반응으로 빛 조건에서 진행되는 Diels-Alder 반응(=고리화 첨가반응= cycloaddtion reaction)이다.

50 ②
[2+2]반응이므로 총 4개의 전자가 반응에 참여한다.

[51~52] 출발물질인 7-Dehydrocholesterol Ergosterol은 전자 고리화 반응을 한 번 한 다음 [1,7]-sigmatropic 반응, 즉 고리화 협동 과정을 총 2번 거쳐서 비타민 D가 된다. 이 과정은 햇빛 조건 하에서 일어난다.

51 ③
첫 번째 단계에서 역반응을 고려해보면 한 개의 분자 내에 있는 6개의 π 전자가 빛 조건 하에서 하나의 고리를 형성하는 전자 고리화 반응(electrocyclic reaction)임을 쉽게 알 수 있다.

52 ①
메틸기의 수소가 7번 탄소와 새로운 시그마 결합을 형성하는 [1,7]-sigmatropic rearrangement이다.

53 ④
첫 번째 단계에서 2,6-이치환 알릴 페닐 에터를 가열하여 Claisen 자리 옮김을 시도하였을 때 만들어진 keto 생성물에 α-수소가 존재하지 않아 방향족을 만족하는 enol로 전환될 수 없으므로 두 번의 연속되는 고리형 협동 반응으로 이동이 일어나 최종적으로 p-알릴 생성물이 얻어지는 반응이다.